青少年藝術治療

The Dynamics of Art as Therapy With Adolescents

Bruce L. Moon 著

呂素貞 審閱

許家綾 譯

The Dynamics of Art as Therapy With Adolescents

Bruce L. Moon, PH.D., A.T.R.

Contents
目錄

圖 次

　　拍攝者：除了圖 2、圖 5，其他所有作品都是由 Marywood 大學的 Lisa Hinkle 女士拍攝。作者照片是由藝術治療師 Catherine Moon 所拍攝；圖 17 由 Amanda Herman 拍攝；圖 20 由 Cindy Connors 所攝。

作者簡介

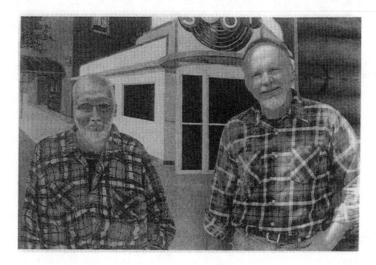

Bruce L. Moon 是賓州斯克蘭頓城 Marywood 大學藝術治療課程的主任。他擁有藝術治療的博士學位，特別專長於創造性藝術。Moon 博士具有藝術治療二十四年的執業經驗，並且將焦點著重於兒童和青少年。他曾在美國和加拿大演講並帶領過許多工作坊。

Bruce 是一個活躍的畫家和民謠創作者，他與妻子 Cathy 育有兩個子女 Jesse 和 Brea。他們住在斯克蘭頓城外的山區。

作者還有其他四本著作：《存在藝術治療：以畫布為鏡》（*Existential Art Therapy: The Canvas Mirror*）、《藝術治療的訓練

和實務精要》（*Essentials of Art Therapy Training and Practice*）、《藝術治療導論：信仰作品》（*Introduction to Art Therapy: Faith in the Product*）、《藝術和心靈：藝術心理學的反思》（*Art and Soul: Reflections on an Artistic Psychology*）。他在藝術、教育、理論體系和藝術治療的訓練等方面，為專業帶來了豐富的傳統。這種種方面的基礎融合了存在哲學、深度心理學、音樂和臨床工作的經驗，成就了他與青少年以藝術作為治療時，詩意且深具理論基礎的工作。

審閱者簡介

呂素貞

學歷：美國俄州爾斯蘭（Ursuline）學院藝術治療碩士、
　　　　藝術學士
　　　　國立藝專美術科畢業

現任：長庚紀念醫院復健科藝術治療師
　　　　國立清華大學藝術治療講師

曾任：國立陽明大學、台北藝術大學、教育大學、台北市立
　　　　　美術館等藝術治療講師
　　　　國立清華大學諮商中心諮商師
　　　　各大、中、小學教師研習與工作坊講師
　　　　全省家扶中心資深社工研習講師
　　　　台北市婦女救援會、勵馨基金會治療團體治療師
　　　　新竹藍天家園（中途之家）藝術治療師
　　　　馬偕醫院、慈濟醫院之醫護與社工人員訓練講師
　　　　張老師工作坊帶領人

著作：《超越語言的力量》（2005）（張老師文化出版）

譯者簡介

許家綾

　　無限天堂藝術治療部落計畫召集人／講師及督導。

　　美國 George Washington University 藝術治療碩士，國立臺灣師範大學教育心理與輔導學系學士。中華民國諮商心理師高考合格。

　　曾任臺中地方法院家事庭專業調解委員、內政部心理專業人員藝術治療訓練講師，家扶基金會、世界展望會、伊甸基金會、康復之友協會、勵馨基金會（臺中）等機構特約藝術治療師，以及其他各級機關學校藝術治療研習講師及藝術治療團體帶領人、前臺北市中山女高輔導老師。

　　經營粉絲專頁 https://www.facebook.com/ArtHealing.tw/，以及宅藝術治療部落格（http://callingbluebird.blogspot.tw/），提倡藝術與自我療育之理念與方法。

中文版序

　　能為《青少年藝術治療》中文版在台灣發行寫序，我感到相當喜悅。我要對譯者許家綾致上我最深的謝意，因為她翻譯這本書，使我的作品能與對藝術治療感興趣的台灣讀者見面。我希望讀者能一同感受到我對藝術創作所抱持的深切的愛和尊敬，同時對於與掙扎於生命困境的青少年工作的所有人，我也要致上我深沉的敬意。

　　如同你將在本書中看到的，青少年藝術治療的目的是：對於人類存在經驗中的最精粹層面的表達。藝術創作涉及對媒材的創造性的想像，使青少年能表達他們成長旅途之中，最根本的內在現實。治療性藝術創作的過程能夠展現意義，加深並豐富青少年與成人照顧者間的關係。藝術創作涉及建構、擁有，並與人分享創作者對於生命與世界的複雜覺知。藝術提供了一種使個體能得到他人確認，並且與他人建立情感關係的機會。藝術持續定位並且展現藝術家的獨特性，卻同時又超越藝術家個人的生命。藝術歌詠青少年生命中的一切：日常的例行公事與戲劇性的，平凡的與非凡的。

　　如果要探尋從何時、何地，或是誰第一個認識藝術的治療力量，我們也許無法確切的說清楚。有人說藝術治療的根源可以追溯到法國拉斯科洞穴的壁畫[1]，東方和西方的早期哲學家都

指出藝術和音樂是治療靈魂的良藥。在美國和歐洲，有些人認為 Freud 著作中提到的一些病患的圖像是藝術治療的基礎。從 Carl Jung[2] 自身的生命和他與病患的工作中，我們也見到他聲嘶力竭地呼籲藝術所扮演的治療性角色。在歐洲，Hans Prinzhorn[3] 使人們關注到精神病患的藝術，進而引發了將藝術用作治療的興趣。在法國，Jean Dubuffet[4] 投注了無數時間、精力，為當時受到社會忽視、排拒的身心障礙藝術家的權益奮戰。於是在 1900 年代中期，藝術家—治療師（artist-therapist）在英國及歐洲紛紛湧現。無疑的，這本書在台灣發行，也許意味著在東方文化中，也擁有將藝術與治療相連結的傳統。

不論第一位藝術家治療師（artist-healer）是誰，他（她）一定也對於圖像和藝術作品的治療力量懷有深切的關注。當我在藝術工作室中與青少年個案工作時，我們的作品提供了自身內在生命的縮影（snapshot）。每一個線條、形狀、色彩都是難以透過口語描述的內在現實的片段。藝術提供了一個真誠的溝通模式，這也常常是在其他種治療模式中所欠缺的。

當個案畫畫時，我熱切而敏銳地覺知歷程、媒材、圖像三者之間的關係。隨著每個筆觸，青少年述說他們的故事。當我們一同工作時，分享故事的舞台也逐漸搭建起來，成為藝術心理治療（art psychotherapy）朝聖之旅的基石。

個案的藝術創作往往是未經修飾且苦痛的，但他們的作品仍舊鼓舞著我。當我允許自己以開放的心了解他們所表達的一切，我同時也建立了一個安全的環境，使青少年藝術家願意投入自我探索的旅程。

願你們都能享受與我在藝術治療的世界中，並肩同行。

委員會核可藝術治療師（Ph.D ATR-BC）

Bruce L. Moon

1　譯註：拉斯科（Lascaux）洞穴壁畫，十九世紀發現於法國南部拉斯科山洞，據推測作於西元前一萬五千年前後。整個洞窟是由一系列洞室和通道組成，共約二百五十公尺。洞中共有千餘處繪畫和雕刻，幾乎均為記號和動物形象（參見維基百科全書，http://en.wikipedia.org/wiki/）。

2　譯註：Carl Jung（1875-1961），瑞士心理學家，早期追隨 Freud，卻因不同意其認為性驅力是人格發展的動力，而與之分道揚鑣。於 1912 年與 Freud 決裂後，他遭遇了六年之久的心理危機狀態。在這段期間，曼陀羅（maṇḍala）的圖像出現，他將此解釋為自我的表徵，人格的完整狀態。他並以長期繪畫曼陀羅的方式，進行自我分析。

3　譯註：Hans Prinzhorn，德國精神科醫師及藝術史學者，於 1922 年出版《精神疾病者的藝術表現》（*Artistry of the Mentally Ⅲ*），書中收錄他在海德堡大學附設精神病院中病患的藝術作品。此書引起極大震撼，並引發「原生藝術」（Art Brut）運動的發展（參見維基百科全書，http://en.wikipedia.org/wiki/）。

4　譯註：Jean Dubuffet，法國畫家。受到 Hans Prinzhorn 啟蒙，開始了「原生藝術」（Art Brut）一辭，意指未受學院訓練的藝術創作，例如兒童、罪犯或精神病患的創作。「素人藝術家」（Outsider Art）這個名詞因此出現。

前　言

　　想要獲得新生，必要先毀壞一個世界。

——Hermann Hesse[1]

　　能夠介紹 Moon 博士最近的著作，我感到十分榮幸。這本書是關於如何將治療性的藝術，運用於最難纏、卻也將得到最大回饋的青少年族群身上。這是一本相當具有可讀性且平易近人的指南，幫助我們在受困青少年身上誘發出藝術的種子。Moon 的描繪方式，承襲了美國說故事者的偉大口語和視覺傳統——從 Mark Twain[2] 到 Thomas Hart Benton[3]。Moon 以一種虔敬且近乎詩意的口吻描述臨床的故事，捕捉了屬於青少年血氣方剛的神韻。

　　許多治療師不願與青少年工作，因為青少年目空一切、具破壞性、不知感恩，而且不講道理。臨床工作者通常認為青少年處於一種「自然發生」的瘋狂狀態，他們的荷爾蒙分泌，導致各種狀似病態的衝動行為。青少年是人生重大發展的最後里程碑，一個人有時也許要花三分之一的人生階段，才能處理這時期所面臨的種種困難。他們的防衛機制常常相當頑強、精密且不可穿透；各種情緒也飄忽不定；得到洞察（insight）的可能微乎其微。與青少年的關係通常建立於立即的滿足，且往往

相當貧乏而具有爆發性。

　　然而 Moon 卻能夠與這些困難的孩子結盟。在「藝術家—治療師」的傳統中，Moon帶著引人入勝的天賦進入會談：當青少年進入工作室，他們立刻被牆上其他青少年創作的各種圖畫以及 Moon 的作品吸引。一場引人入勝的繪畫盛宴於是展開，各種顏料、打底劑（gesso）、畫布，以及其他媒材排列在桌上。即使是最桀驁不馴的青少年，也會受到吸引。這種氣氛是最具有感染力的熱情以及創造力。

　　Moon能夠搭起一座如此具有創造性的舞台，某種程度是由於他與個案一同在工作室中創作。在這裡，孩子可以安全地檢視自身的掙扎和不確定，也可以在藝術的世界中探尋。藉由示範，青少年學習到如何與自身的「魔鬼」「對話」。Moon繞過了青少年最普遍且令人卻步的兩個議題——權力和權威。他不以簡單的面質（confronting）和行為後果（consequences）方式處理反社會行為，而提供了源自客體關係傳統中的「修復性經驗」（corrective experience）。他的寧靜存在，創造了一個庇護所。在這個空間，這些困擾的孩子能驅除心中的憤怒、絕望和空虛——這即是Winnicott所說的支持和善意的「包容性環境」（holding environment）。作為這個庇護所的服務者，Moon提供了一個客體關係中所謂的「安全停泊處」（safe anchorage），在這裡，即使是最孤僻抗拒的孩子，也能夠暫時卸下防衛，並且開始發展 Moon 所認為的治療中最重要的目標——發展「良好關係」能力。

　　Moon的技術看來似乎相當清楚明瞭。他不扮演一個眼高於

頂的臨床工作者，舉止中有著中西部的熱情好客。舉例來說，他以同樣的儀式性態度對每個孩子打招呼，說著鄉下的方言、唱民謠，並且維持著興致高昂的態度。這些舉止對於穿鼻環、頑強的青少年而言，也許看來相當跟不上時代。然而對這些情緒創傷的孩子來說，在父母破碎婚姻中感到幻滅、藥物濫用、自我放逐，使他們幾乎都已經學會不再尊敬大人。為了治療這種虛無的狀態，Moon 的這種溫和樸實的感情表現是可靠、可預測、令人放心且撫慰的。

對於 Moon 這樣一個真正的存在主義者，如何掩飾在他那樸實的莊稼漢外表下，總是令我相當感興趣。對於青少年的憤怒、操弄和蔑視，他始終不受挑釁。當青少年企圖激怒或傷害他時，他不將之歸咎於自身（take it personally）——這是大多數治療師（包括我）都很難維持的一種治療者立場。Moon 將這些挑釁行為視為他們過去與成人衝突的戲劇性重演。他保持冷靜，卻在情緒上與青少年同在。儘管他全然與孩子以及他們的苦痛同在，他卻一點都不企圖使他們「覺得好過些」。磨難，在 Moon 的存在主義信條中並不是應該逃避的，或以「覺得好過一些」這種在我們文化中普遍存在的快速解決的「特效藥」來取代。相反的，這種艱苦和掙扎被視為一種禪式的「存在」（be-ing）。磨難帶給生命豐富的層次，並帶來新的視野。

這本書不僅切合藝術治療領域的需要，也切合我們當前文化的需要。今天在孩子成長的道路上，面臨空前的不確定和衝突。當我讀著本書時，我正坐在 Edith Kramer[4] 位於紐約的閣樓，看著她畫她所鍾愛、且終其一生創作的作品「世界的美好和可

怖」。當藝術治療的歷史，從畫中靜靜且不可預期的開展在我的面前時，我說了一些關於 Moon 所提出的藝術對青少年的治療性力量的看法。她從畫架上抬起頭來看我，嘆息著說：「亙古以來，文化一直提供青少年具有挑戰性、卻滿足其需要的儀式，幫助他們從兒童過渡到成人。」她提出一些古代文化的例子：印地安部落中，他們會讓男孩赤身走到曠野當中，進行「求幻」（vision quest）之旅；對女孩而言則是舞蹈儀式或身體裝飾，幫助她們從小女孩成為女人。在這些重要且充滿變動的時刻，每個個體都得到必要的支持、架構（structure）和美感經驗。我評論道：當今的西方文化中，這些過渡的儀式大量消失，因此，孩子必須自己創造過渡性儀式。他們對流行媒體趨之若鶩，從中經驗無端的暴力，或性征服所帶來的驚悚經驗，但他們卻無法從中學到任何愛的關係。幫派的組成、同儕壓力下的藥物濫用，這些都是青少年企圖尋求勇氣和成就的錯誤方向。最可怕的例子，莫過於隨機在校園中開槍掃射。父母都認為我們的文化瘋了；但可悲的是，我們還是無法滿足孩子在發展上的需要。

　　Kramer 曾經寫過：治療師的無止境責任，在於幫助兒童以不毀壞其個人靈魂的狀態下，釋放他們的能量。這也是 Hesse 在小說《徬徨少年時》（Damian），所要探尋的一種精妙的平衡：這是一個孩子對自我的覺醒。

　　本書中，Moon 在接納迷失孩子的自我攻擊和破壞的企圖，以及駕馭其優勢力量、朝向自我追尋和成長之間，取得一個巧妙的平衡。在真實面對藝術創作的歷程中，Bruce Moon 是一個

深信藝術的治療力量本質的擁護者；這本書意味著：在我們的
孩子和文化中，試著重新修復「靈魂」的一個開始。

藝術治療師（A.T.R.）

David Henley

於紐約市

1　譯註：Hermann Hesse（1877-1962），德國作家，1946 年諾貝爾文學獎得
　　主。這句話是由其作品《徬徨少年時》中引出，上下文是：「鳥兒破蛋
　　而出，蛋是他的世界。想要獲得新生，必要先毀壞一個世界。鳥兒飛向
　　神……」（The bird fights its way out of the egg. The egg is the world. Who
　　would be born must first destroy a world. The bird flies to God....）
2　譯註：Mark Twain（1835-1910），是最能代表美國的大文豪，他的作品最
　　令人津津樂道的是兩部寫頑童的小說：《頑童流浪記》和《湯姆歷險
　　記》。
3　譯註：Thomas Hart Benton（1889-1975），生於密蘇里，為美國 1920、30
　　年代地方風格派（Regionalist）畫家以及壁畫家。以寫實風格描繪中西部
　　景色，特別是現代化前的田野風光。
4　譯註：Edith Kramer，美國藝術治療的先驅之一，她與無數心靈受創的兒
　　童工作，開創了藝術即是治療（art as therapy）的傳統。

導　論

　　許多人問我為何喜歡與青少年（特別是困難的青少年）工作，通常我的回答是：「因為他們讓我保持誠實。」儘管身為一位特殊教育的老師，我一直不停地檢視每天的工作和與學生的互動；我卻很少能夠清楚表達，我在學習環境中與青少年所形成的關係之複雜性。當我看到 Moon 關於青少年藝術治療的著作時，我真是驚喜，因為我在其中發現了許多與我在課堂經驗中的相通之處。閱讀這本書，對我而言，就像一個長期客居異鄉的旅人，忽然遇見了能說家鄉話的知音。

　　身為教育工作者的二十五年中，我主要與情緒困擾和學習障礙的青少年工作。我學習了許多教學模式，多數都著眼於行為改變技術。除了擁有特殊教育的訓練外，我在大學主修美術，並且一直將之運用在教學中。藝術和圖像，是我教學上一個相當重要的工具，這對我和我的學生都帶來極大的幫助。以我的觀點，Moon在本書中運用藝術與青少年工作的模式，將極有效地帶來成長和改變，並且能建立治療師（教師）和青少年間的信任關係。此外，如同本書中所提到的，創作的過程將幫助青少年與內在的自我建立新的關係。

　　在教育中有一個觀點：教學必須是無關個性的（personality-independent）。換句話說，任何人都可以拿一個課程大綱或教

案，去對一群學生上課。而這對我來說，那麼多人相信這個想法無疑是一項警訊。在 Moon 的書中，我發現他所描述的藝術治療歷程，與我在課堂上使用的有效能策略相當接近。誰會想到一本藝術治療的書，能夠如此深邃地傳遞給一個教育工作者？

《青少年藝術治療》一書中引用了 Anna Freud 對青少年的描述：「正常的精神病」（normal psychosis），我雖然不完全同意她所說的（Moon 也不完全同意），但本書中關於「面對青少年的難題」一節，讓我深有同感。他精準地描述了我與青少年相處的經驗：「他們很少乖乖聽話、不按牌理出牌、不知感恩，也從不感到滿足。在藝術治療工作室中，他們往往刁蠻、苛求、暴躁、具有破壞性、搬弄是非、自我中心、充滿敵意、反覆無常。」他看待這些行為的方式，格外具有意義。他將這些外顯行為描述為「重現的演出」（performance art enactment），這些往往展現了青少年所經歷的內在議題：衝突、痛苦、混亂。對我而言，這個觀點提醒了我：這些行為並不一定要被解讀為對我的攻擊。假如我能夠成為這場表演的觀眾〔這讓我想起 1960、70 年代的生活劇場（Living Theater）〕，而不捲入學生的情緒風暴之中，將對學生更有助益。

Moon 在本書中採用了「藝術家—治療師」（artist as therapist）和「回應性藝術創作」（responsive art making）這兩個名詞。這些名詞說明了：他認為在藝術家—治療師和個案間，持續不斷的藝術創作歷程，是使治療發生的場域。他透過對治療關係的臨床討論，和對病患清楚真實的描述，清楚表達了這個觀點。此外，他對以藝術創作作為治療模式的信念，也在全書

中表露無遺。在了解青少年的發展議題，以及他們投入（和抗拒）治療歷程的階段，藝術家—治療師成為幫助青少年親近藝術創作這個有力工具的指引者。

Moon 將藝術視為進入個體內在生命的窗口。他呈現藝術家—治療師與青少年一同創作，此種治療模式的可能性。這樣的模式似乎對所有表現性治療都是有效的。由於這些遭受心靈傷痛的青少年一直都對大人感到懷疑、不信任，因此與個案建立信任格外重要；而與青少年一同創作，則是建立關係的有效方式，藝術家／治療師的作品也示範了如何藉由藝術去了解、詮釋、接觸、表達和解決情緒困擾。

Moon寫道：使個案「感覺好過些」並不是治療的重點，至少不是治療的初衷。我們期待學生和個案藉由了解自身內在的議題，幫助他們與困難、痛苦和挑戰搏鬥。我的學生有時會對我說：我不夠「支持」他們。我的課程雖然被稱為「情緒支持」；但有時候畢竟很難讓他們了解支持並不一定總是等於讓他們覺得快樂。而是：支持能幫助他們與內在自我有更深入的關係，幫助他們學習如何接納和給予回饋，並且了解他們的行為，有時可能深深影響他人。

Moon對於「未知」的接受程度，與他存在取向的治療觀點相應和。他明白地說明：分析個案的作品對於幫助他們成長，效果非常有限。事實上，他也提出分析作品可能會妨礙與青少年建立信任關係。與青少年的關係中，他不需要躲藏在「專家」的面具之後；這反映了他多年的經驗、他對自己的了解，以及他對青少年的了解。他說：「現在，站在病患和我自己的作品

前，我以一種探求的心，探索其中的力量和奧祕。」這樣的情感在書中不斷展現，使讀者能夠感受到 Moon 對青少年以及他們作品的熱情和尊重。

　　我想，對我或是其他教育工作者而言，幫助最大的是Moon提出青少年藝術治療的四個階段。在與青少年的個別和團體工作中，我一再見到這樣的歷程發生。他所描述的這四個階段是：抗拒、發想、投入和放手。在臨床的經驗上以及與青少年工作的例子中，「抗拒期」（resistance）都具有極重要的溝通性。我可以輕易地從我的工作中發現運用「反叛」、「我會做任何你要我做的事」、「來抓我啊」、「你是唯一了解我的人」這些抗拒模式的孩子。我們如此容易陷入這些戲碼之中，而Moon卻提醒我們這些是「重現的演出」，並且提供我們處理這些抗拒的方法，使青少年能順利進入下一階段。「發想期」（imagining）指的是青少年能放棄對自身問題的否認，並開始信任大人。「投入期」（immersion）中，青少年的艱難工作在於將舊的自我形象毀去，並且逐漸形成一個較真實的自我概念。最後階段「放手期」（letting go）中，青少年處理與治療師的分離議題，並且加深、內化成長。

　　在我的經驗裡，這些階段不斷出現在我與學生的工作之中。當學生面對自我衝突時，他們會再次進入抗拒、發想和投入期。我工作的方案中，青少年會與我一起工作四年。由於長期與他們工作，我得以觀察到這些階段。在課業學習上，我們有一個四年的整合式課程大綱；而在治療部分，則視團體和個別學生的需求，持續不斷的介入。

　　我最難忘的經驗是一個具有嚴重的學習障礙、憤怒、且有自我傷害傾向的女孩Susan。儘管她相當聰明，上學對她來說卻是一場噩夢，於是她在十年級時進入我們的特殊方案。Susan個性激烈卻也充滿創意，她喜歡學習並且在安全及接納的課程氣氛中逐漸成長；她在這樣的環境中學到如何開展雙翼。然而在高年級的學期中，我看到她第一年中的各種問題行為，再次報復似地重演。透過我在實質與象徵上的各種層面不斷地給予保證，她才願意信任自己的能力。當她了解她在這裡所建立的關係會透過記憶持續，我和其他學生不會在她遭遇困難的時候拋棄她，她開始能夠進入放手期，並且繼續走下去。

　　「藝術治療工作室的架構」一章中，也讓我覺得心有戚戚。Bruce 討論到空間的意義和重要性，以及物理空間所傳達的意義。在大學時代，我有一個版畫老師，堅持學生透過工作室的空間（海報、工具和桌椅的陳設……等）去了解他。這是我第一次注意到空間的重要性。從那次之後，我開始直覺地或刻意地使用教室的空間。Moon在本章中所提到關於架構和空間的要點，對許多教育工作者而言都相當重要：安全性議題（心理和物理性的）；保持規定的簡單、一致和容易遵守；治療師—教師的行為示範；以及建立每天互動和與團體工作的儀式。

　　本書中所提出的另一個重要議題是：在建立工作關係時，治療師的信念對於病患的重大影響。儘管治療師並未表達負向態度，但青少年往往能從非語言線索中讀到治療師的感受。這就是我一開始所說為何青少年工作能使我保持誠實；他們似乎

擁有一種不可思議的能力，能看穿一個人的虛偽和矯飾。

在我的工作中，我認為生理和心理上的安全是最基本的需求，這可以從許多方面去達成。

在Maslow的需求理論中，安全是僅次於食物和居所生理需求的第二層需要。因此，我相信保護我的學生在身心上免於感覺威脅和不安，是我的重要責任。我同意Moon所說：事實上，能將空間規劃成為滿足青少年的良好空間，這就是照顧了青少年。空間是專業教育工作者所要掌握的面向之一。

對於一些閱讀這篇導論的人而言，也許會認為將Bruce Moon提出的藝術治療模式與教育模式相提並論，有些過度引申。但我卻認為教室就如同藝術治療工作室，青少年都在其中進行著根本且深沉的工作。假如教室中能具備一些重要且特殊的條件，更能幫助青少年有重要的成長。這些條件包括：教師（如同Bruce提出的藝術家—治療師）在與青少年的關係中帶來尊敬、正面關注和接納；教室的環境是安全、一致且可預測的；最後，教師願意成為一個正向的示範者——那就是一個真實的人。

這本書激發了許多想法和感受。Moon的寫作風格清楚可讀，書中的幽默令人感到親切，論點令人信服（我承認有些偏向人本／存在哲學觀），而特別令人動容的是他對青少年的描繪和與他們的互動。這些故事令人由衷的感動，並且感受到Moon對病患的悲憫、同理和真摯的情感。我對於這樣的模式可能會遭受到醫療照護機構或是行為改變取向打壓感到憂心；我期待這本書能激勵治療師、教師以及與青少年工作的所有人，

共同探索這個有效且令人感動的取向。

教育碩士（M.Ed.）

Sandra Schoenholtz

於賓州費城

作者序

在我的職業生涯中，我與面臨嚴重情緒和心理困擾的青少年進行密集的工作。我坦承，我喜歡這個工作。這本書是我試圖分享我與青少年進行藝術治療時，哲學上、技術上、實務上和倫理上的重要經驗。這本書是一個愛的行動。

受傷的青少年呈現給藝術家—治療師種種掙扎和困境，這使藝術治療變得格外複雜。青少年的苦惱通常使他們對父母和其他家庭成員、師長和其他權威者，有強烈且衝突的情感。這些情感涉及認同、依賴、自立、自我掌握和存在的議題；這些衝突，必須再度展現於治療脈絡之中。書中反映了我運用藝術作為治療受苦中的青少年此議題的種種觀點。書中將對於藝術在治療中所扮演的關鍵角色，以及青少年藝術治療的發展歷程有深入的說明。這本書展現了臨床工作上，我對藝術和治療的思考演進，以及藝術性及治療性原則在實務上的運用。本書將成為讀者看見我在藝術治療專業成長上的一扇窗。

許多藝術治療同僚鼓勵我寫一本關於與青少年工作的書。我有意識地用詩化的語言，仔細描述藝術對於治療青少年所扮演的角色。我很感謝 Charles C Thomas 出版社給我這個機會出版這本書。我也要感謝我的前同事 Marcel Hundziak 醫生，他在哈定醫院（Harding Hospital）組織了第一個青少年中心，還有 Carol

Lebeiko 醫生、Donald Brown 醫生、Robert Huestis 醫生，以及 Larry Simpson 醫生。此外，Russell Newman 博士教了我許多關於青少年和心理治療的知識。藝術治療師 Don Jones 是我的楷模，他使我走上藝術治療這條路。我也要感謝 Edith Kramer、Cathy Moon、Debra DeBrular、Pat Allen 博士、Shaun McNiff 博士、Donald Rinsley 醫生、Viktor Frankl 博士，以及 Viktor Lowenfeld，他們對於我在青少年的臨床工作有深遠的影響。我還要表達我對 Barry Heermann 博士的謝意，他在我進行關於藝術家作為治療師的博士研究中，指引我的學術發展。我要深深感謝藝術治療師 Robin Lawrie，她是本書的第一個讀者，以及 Ellie Jones 為本書進行最後的潤飾。對於許多在哈定醫院兒童及青少年部門工作的音樂治療師、遊憩治療師（recreational therapist）、社工師、護士、心理師，我致予無上的感激。

最後，其他無法一一提名的人，他們以各種方式貢獻這本書中的想法。其中最重要的人是這些深深受苦的青少年。能夠與他們一同工作；透過藝術，引導他們走向較少苦痛、卻更有意義的存在，是我的無上榮幸。這本書是獻給他們的。

審閱者序

　　幾次在「美國藝術治療年會」上見到 Bruce Moon，他都以非常活潑生動詩與歌的方式呈現他的藝術治療成果，而在場的人無不聽得如醉如痴，似乎讓每個人內心深處助人工作的熱情開始沸騰！他吟唱時忘我的神情更是令人難忘──Bruce Moon 就是這樣一位擁有感動人的力量的藝術治療師！

　　在這本《青少年藝術治療》裡，讀者將可見到 Bruce Moon 個人獨特的風格，他的真情、執著與熱血；他的全心陪伴、接納、支持與傾聽，和青少年在一起共度最艱難的人生歷程，在在都傳遞了藝術治療最核心的價值與精神。

　　這幾年，讓我深深感覺在「視覺藝術治療」這門專業裡，最難以傳授給他人的東西，就是像 Bruce Moon 這種「藝術治療師的態度」，而這卻是一個影響整個治療過程與結果的重要關鍵。

　　家綾翻譯這本 Bruce Moon 所寫的《青少年藝術治療》，相信對目前台灣的心理工作者會有相當大的助益。

視覺藝術治療在台灣

──對「媒材」的態度

　　有多次我受邀為不同機構的個案做視覺藝術治療，儘管在事先我以語言溝通並加上文字列出所需的媒材，但是，到了那

裡，會發現工作人員對「媒材」的輕忽。

　　例如：「每人十二色蠟筆一盒」這樣明文的要求，會被一大桶髒亂、顏色混雜的殘存蠟筆所取代。

　　「有啊！媒材我們都已經準備好了！」他們說。

　　我坐下來，開始尋找一枝枝的蠟筆勉強湊足每人十二色排列整齊，然後，將已禿了的外層紙撕掉，再用面紙將每一枝蠟筆仔細的擦乾淨。

　　當團體成員來時，他們領到的雖是長短不齊的蠟筆，但至少是完整被擦拭過的乾淨蠟筆。

　　每當我看到人們對「媒材」的態度草率時，就好像是看見醫護人員使用沒有消毒的醫療器材去為病人做治療一樣！

　　有時，「每人十二色蠟筆一盒」也會被對方擅自改成「每三人共用一盒」，那種時候我總會感到多言何益？只好立刻坐下來將每枝蠟筆折斷成三小截，再分成三份，於是每人有了完整的十二色，成員在創作時才能不被彼此干擾。

　　事實上，視覺藝術治療裡「關係的建立」始於將媒材交到個案手中之前。藉由準備媒材，治療師與個案已經連結，關係已然存在，而這樣的訊息卻難以溝通讓其他助人工作者明白。

　　另有一次，我答應在約一百人的研討會中介紹視覺藝術治療，並已事先溝通說明了需要使用的媒材，對方表示沒問題。然而，當我到達會場時，竟發現主辦單位在門口「販售」媒材，並聲稱：「與會者可自行決定是否購買。」

　　我在面對這些現象時，從開始的錯愕到終於理解了：原來問題不在於人們無法領略「媒材」在視覺藝術治療中的重要，

問題是在於，助人工作者以何種「態度」來對待外在的一切人、事、物。

——對「空間」的態度

視覺藝術治療師創造情境，而本身就是這情境中的一環。

有時，當我到達預定的工作場地，那裡已架好了攝影機等候，甚至沒有事先徵詢可否拍攝？雖然總被我制止，但這反映了人們對「空間」的態度極不敏感，甚至粗暴。

事實上，視覺藝術治療真正發揮功能的重要條件是拍攝不到的。

即使是拍下了全程，也只能錄到像Discovery頻道中的動物紀錄片：影片中視覺藝術治療師只會像一頭公獅那樣，什麼事也沒做的隱匿在一旁，觀察四周動靜，警戒的守候，好讓小獅們自由而任性的探索嬉戲。這樣的影片或許可以滿足一窺動物生態的好奇，但對於學習視覺藝術治療並沒有太大的幫助。

此外，治療活動進行期間，也常見參與的工作人員隨意進出或任意走動，甚至對著成員猛拍照……這些都是干擾與破壞，但我發現有不少助人者對於情境與氛圍的重要性渾然不覺。

其實，在創作進行的過程中，視覺藝術治療師通常會以一種安靜穩定的態度使氣氛沉靜下來，盡量避免在個案或團體成員的背後徘徊張望，更不隨便發出聲音、語言或干預，尤其不會任意拍照！

因為，視覺藝術治療師知道：唯有在空間情境的安全與穩定中，一個人心靈的活潑與沉潛才會發生，治療的作用才能開

始運作。

──對「創作活動」的態度

許多專業助人工作者雖然對藝術治療有興趣，但本身不創作，更不全然相信藝術的治療力量，因此，仍習慣性的依賴語言，在活動過程中不斷的企圖以言語來強調催化、維持秩序，或掌控全局。

但是，「創作活動」能否順利進行，有賴於事先充分準備的「媒材」與用心創造的安全「空間」。不當的語言介入往往阻礙了創作的流暢，破壞了治療的力量。

視覺藝術治療師寧可靜靜守候，在簡短清楚的介紹引導催化之後，即不再做過多的干預，這是有意讓個案或成員逐漸自動的「滑入」創作的世界。

當一個人被創作的媒材所吸引，並且被一種安全穩定、不受干擾和中斷的氛圍所環繞時，創作者會不自覺的慢慢放鬆下來。

這時，隨著創作活動的進行，周圍的聲音、伙伴、帶領者（leader）……所有周遭的一切似乎漸漸遠離、消失，唯有創作者獨自一人走進圖像的世界，走進內在的小宇宙……

這樣的發生是一種「美感經驗」，那奇妙的歷程是無法言喻的，也就是所謂的：「超越時空」、「失去時間與現實感」、「昇華」、「跟一群人在一起，又同時只跟自己在一起」……而這神奇的狀態正是充滿治療性的關鍵，是視覺藝術治療師極力促成與期望發生的。

然而，這樣的美感經驗是無法用語言傳授給不創作的助人

工作者；而無法體會這種經驗的人就無法為人做視覺藝術治療。因為，視覺藝術治療師有一種不可或缺的「信心」：一種對「創作過程」的高度信任——Let it be。

——對「作品」的態度

視覺藝術治療中最美好與獨特的部分，是在於作品可以被看見、被觸摸、被保存與被回味，這是其他種類的藝術活動所無法取代的。

在視覺藝術治療的歷程中，結束期的困難與重要不亞於開始，而一個美好成功的結束經驗，將是生命另一個成長週期的開始。

視覺藝術治療最獨特的地方是在結束時，個案會帶著自己所有的作品離去，不論在這趟旅程中經歷了多少情緒的驚濤駭浪、狂風暴雨，創作的過程與作品正是一步一腳印的痕跡。

在視覺藝術治療師眼中，作品是一張張生命成長過程裡所脫的皮、蛻的殼，每一件作品都是生命成熟過程中所留下來的血淚見證，個案會發現作品就是成長與痛苦中淬鍊出來的珍珠，自己才是生命的建築師與創作者，每一個人都要繼續往內找尋個人的力量與智慧。

作品本身散發著光輝，已是一種完成，還需要他人過多的、自以為是的分析猜測與詮釋嗎？

事實上，當助人工作者非要個案詮釋圖畫時，真正的原因常是助人者本身習慣使用語言，所以當個案不詮釋圖畫，或不把問題「說出來」時，助人者就會不知所措或束手無策，認為

工作無法進行。

有些人甚至以為：只要個案肯藉圖畫「說出」問題，問題就可以「被解決」；然而在現實上，助人者若捫心自問，就會承認個案有多少問題是我們無法「解決」的，例如痛失愛子、意外失明、慘遭性侵……等，我們能做的只是幫助人與無法改變的事實共處，找到力量繼續活下去。

在這治療過程中，很多時候我們是全心全意的陪伴、穩定的支持與無條件的接納和傾聽，因為，創傷心靈的復原是需要時間的，沒有捷徑。

其實，當個案無法說時，常是他們尚未準備好面對問題，這時我們需要等待與守候，就像守候一個尚未羽化成蝶的蛹，過早刺破這個繭，只會毀了它。

由於一般助人工作者對藝術創作的不夠了解、無法體會與不信任，而使用過多不當的語言介入，甚至粗暴的對作品任意進行分析、猜測與詮釋，削弱了藝術中超越語言的力量，阻礙了治療的進行與效果，甚且傷人於無形。

──對「人」的態度

工作中累積的經驗，會使視覺藝術治療師越來越相信人的豐厚潛能，而對「人」產生一種敬畏，更相信「每個人都是自己問題的專家」。

曾經有位大學生重度憂鬱卻不肯服藥，在口語上他可以表達得似乎合情合理：「我不服藥是因為我想要靠自己好起來，我不想依賴藥物，我要的是『真正的』好起來。」

　　此時多辯無益，我只給他一些媒材，加上一堆白色藥片（過期維他命）讓他自由創作，之後，沒想到他竟完成了一座以藥片堆砌成的白色城堡，而城堡內呈現的是「童年的快樂時光」！

　　他一邊把玩著城堡，一邊黯然的訴說著：「我多麼懷念無憂無慮的童年時光！那時候……，而現在……」他在淚眼中描述自己一人遠離家鄉親朋好友，長久以來的孤獨寂寞，早已承受不起在學業、人際、交友上一再的受挫，直到憂鬱病發……

　　他撫摸著作品，隨著對城堡內外世界的描述，慢慢碰觸到更深層的核心，突然，他停住了！瞪視著自己的作品，不可置信的問道：「我該不會是藉這病來逃避現實的壓力吧!？」他問著自己：「這城堡……藥片……我要的是……？」

　　我看著他，不置可否。

　　剎那間，他頓悟了！作品刺激他產生新的視野：原來生病可以讓自己躲在城堡裡，不必面對和承認自己的挫敗，他看見了自己更深層的意圖！

　　有了這發現之後，他開始改變，願意服藥了，並且繼續接受諮商，學習面對問題與自我照顧，終於順利的畢業。

　　這案例說明很多時候視覺藝術治療師僅僅提供媒材和情境，相信個案藉由創作就有能力去發現，去改變——這就是視覺藝術治療最美的地方之一。見證此過程常令人感動，對人的潛能也必然充滿敬畏！而視覺藝術治療師長期見證人的內在蘊藏無窮的力量，自然會對人有著極大的信心。

　　這幾年，我常被要求寫藝術治療教科書，將活動教案以單元列出，或傳授一招半式讓人快速可用……等。我一直認為以

活動單元套招必定失去視覺藝術治療的精髓，因為活動方式可以被寫出、被模仿，但一個人卻難以被說服去對他人的內在力量抱持著高度的「信心」。

尤其是每當助人工作者將媒材粗魯的丟給個案，或藉由口語不實的、空泛的稱讚、分析與批判，或不尊重個案的創作過程……時，我看在眼裡心裡總是嘆息：一個人的行為所發出的聲音實在遠超過語言！而人們卻不自知！

要怎樣才能讓人懂得「行為勝過語言」呢？要怎樣才能讓人「看見」信心呢？這一切，其實探討的都是一種「態度」。

「態度」始於心。

從「藝術治療」到「藝術養生」

藝術治療（art therapy）是藉由視覺藝術創作而進行的一種心理治療。其中，「治療師的態度」無時無刻不在傳遞著訊息，就像陽光與空氣之於人；少了它，視覺藝術治療的效果難以彰顯。

而現實上，每當人們企圖以理論去了解視覺藝術治療，本身又缺乏投入藝術創作的體驗，就急急運用在他人身上時，不僅沒有治療到人，還摧毀了藝術創作之美。

綜觀上述現象，我不斷思考：一般助人工作者雖飽讀心理諮商輔導理論，但本身缺乏藝術創作的經驗，既無法真正跨入「藝術治療」的領域，且呈現出來的「態度」又阻礙了藝術治療所能發揮的功效，以此現況，藝術治療在台灣該何去何從？

經過深思之後的結論，我認為「藝術」人人可玩，但「治療」他人卻是需要多年的完整訓練；與其讓助人工作者一知半解的去為他人做「藝術治療」，倒不如讓眾人都來學習「藝術

養生」。

　　事實上，我們中華文化裡的棋琴書畫原本就是用來修身養性、陶冶性情的，藝術本是中國傳統的心靈「養生」之道，這確實是無庸置疑的，只不過大多數人在現代生活中失落了藉藝術調劑與滋潤心靈的能力，使生命變得愈來愈枯澀、愈來愈貧乏，因而失去了平衡，讓心理疾病有機會潛伏發作。

　　因此，「藝術養生」是需要重新學習的。

　　任何人只要願意放下對「藝術治療」的成見，以輕鬆的態度來接受「藝術養生」；也就是讓藝術活動本身具有的「遊戲性」、「表達性」、「治療性」等充分發揮，就能藉藝術創作的力與美來調養身心，重新找到生命的熱情與活力，掌握藝術的養生之道，進而達到「預防重於治療」的積極目的。

　　若是我們能以「藝術養生法」邀請大眾來親近藝術、享受藝術之美，透過各種非語言的創作活動，搭起跨文化與族群的橋樑，連結與融合，讓彼此更能溝通與表達，進而建立真誠的關係；也就是讓藝術創作普及化，這樣，是否比企圖用藝術去「治療」他人更有意義？

　　尤其，今天台灣社會病態的充斥著「語言垃圾」、「語言暴力」、「語言迫害」……，使人心受到嚴重污染，更需要大力推動「藝術養生」，讓人們藉由非語言的藝術創作來洗滌與淨化，使大家因藝術而充實，讓無益的言語少說、臆測的言語慢說、傷害的言語不說；也就是「多創作少說話」，則我們的台灣社會必安寧、祥和與健康得多。

呂素貞　謹誌

譯者序

　　初見到 Moon 博士是 2001 年在華盛頓 DC 主辦的藝術治療年會。那是一場午後的表演，他抱著吉他，輕輕地撥著和弦，唱起了一首首他為個案寫的歌。歌聲述說著與他相遇的許多年輕生命，他們的掙扎及創傷，以及這些生命如何因為藝術而找到出口。剛到美國的我，在鬧哄哄的會場中，我的心卻奇異地安靜下來。

　　從他的歌聲中流瀉出來的，不只是個案的故事；在歌聲和音符底下，我聽見的是愛。我感覺他用生命和真摯的情感，與這些青少年工作；我也見到藝術治療可以不是冷冰冰的圖畫分析和診斷報告；而是能夠賦予人力量，面對生命磨難和挑戰的禮物。

　　承接著藝術治療先驅 Edith Kramer「藝術即治療」（art as therapy）的傳統，Moon 是一個在生命中實踐「以藝術作為治療」（art as therapy）的藝術治療師；同時他也是一個真正的存在主義者。在與情緒困擾青少年工作的數十年中，他用藝術幫助青少年探索存在的意義、自由、責任與孤獨；他也同時在每個與他相遇的青少年中，自我反思。他的畫作和詩歌，成為釐清自身對青少年反移情以及自我照顧的重要工具。

　　這本書的翻譯，是初回到故鄉的我帶回來的一份小小禮物。

感謝吉靜嫻老師的促成和呂素貞老師的細心審閱，也感謝心理出版社願意出版這本書。希望藉由我們的努力，使關心藝術治療的朋友，能夠再打開一扇窗，窺見藝術治療的奧祕。需要提醒讀者的是：美國的文化傳統以及社會制度，與台灣有極為根本的不同；藝術固然能夠跨越文化，人性也有其相通之處，但在閱讀的過程中，我們仍須一同思考：如何能讓藝術治療更符合我們這塊土地的文化傳統以及社會民情。

要在這樣混亂虛無的時代長大並不容易，這本譯作要獻給在這塊土地上辛苦成長的青少年，也要獻給所有與青少年一同揮汗工作的大人。願這本書，能讓你們體會藝術治療的神祕力量，為生命帶來新的風景以及成長的契機。

許家綾 謹誌

寫在前面

　　在精神上，本書中的所有臨床描述都是真實的。然而在許多例子中，為了維持保密原則，個案的身分和情況已經虛構化，個案的描述包含了許多情況的綜合。在維護個案的隱私，卻同時顧及藝術治療過程的真實性的原則下，所有關於個案病患的資料都已經更改並且虛構化，所呈現的藝術作品都是原作的再複製。

Chapter 1

࿋࿋࿋࿋࿋࿋࿋࿋࿋࿋࿋࿋࿋࿋࿋

青少年藝術治療

我的朋友對我保證,「要就玩真的,不然就算了。」
我一點都不擔心 我一點都不在乎
我的朋友求我,「就這一次,
就破例一次。」 我一點都不擔心
把她用謊言包裹起來
把她送到椰子島
我一點都不擔心 我一點都不在乎
關於我的心情
「喔,」她說。「你一點都沒變。」
但我們總是不停的改變

——選自 "Anna Begins"
Adam Duritz,數烏鴉合唱團 [1]

傍晚，冬日的夕陽斜斜的射入藝術治療工作室的小小窗戶，我和 Tara 相對而坐。她是我在俄亥俄州哈定精神醫院的個案，今年只有十四歲。Tara 剛完成一幅作品，畫中是一顆被匕首穿刺、受傷的心正淌著血（圖 1）。我和她都沒有說話，我感覺到我們之間瀰漫著沉重氣氛。「妳要在作品上簽名嗎？」我問道。

透過金色凌亂的髮梢，Tara 抬起頭看著我。她張大眼睛，下唇顫抖，對我說：「我不敢。」

Tara 在醫院裡已經有幾個星期了。那個傍晚，她即將搭機啟程到鹽湖城的阿姨家。她的父親因為虐待 Tara 和她的妹妹，目前正在監獄服刑。Tara 的母親不願再繼續撫養她，於是決定將她送到阿姨家。在 Tara 住院期間，她完成了三、四幅水彩畫和許多粉彩畫。在這幅畫之前，她總是毫不遲疑的在作品上簽名。

「妳很害怕。」我輕聲的對她說。

二月寒冷的北風呼呼地吹著工作室的窗戶，Tara 將雙臂環繞著自己，顫抖著說：「當我在作品上簽名，在這裡的一切就跟著結束了。我不想離開這裡。」

「Tara，」我叫著她的名字，「我會永遠記得妳，還有妳的作品。妳在工作室裡表現得很好。」眼淚從她的臉頰輕輕的滑下。她將頭別開，手指沾弄著粉彩盒裡的粉末。她輕輕的把眼淚擦乾，並對我說：「畫畫對我就像呼吸一樣，這是支持我活

---

1 譯註：數烏鴉合唱團（Counting Crows）成軍於加州舊金山，於 1990 年代末期崛起。Adam Duritz 為其主唱，樂風融合了民謠、藍調、鄉村和搖滾。其歌聲富含情感，作品富涵人文精神和詩意。

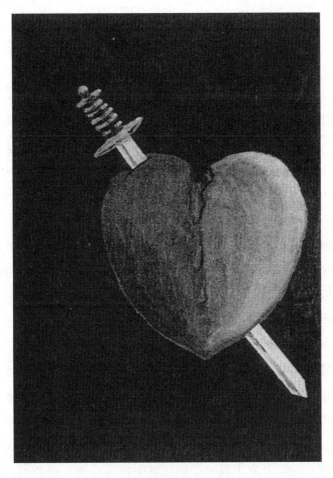

圖 1　我就是這樣活下來的

下來的力量。」她站起來緩緩地環顧著四周，這將是她對工作室的最後一瞥。Tara 轉身向我，似乎要對我說什麼，但終究沒有說出任何一句話。她拿起了作品轉身離開了。

●「藝術對我而言就像呼吸，
是支持我活下來的力量」

　　在身為藝術治療師的二十四年來，我遇見了無數被拒絕、受傷、受虐，對這個世界感到失望和被放逐的兒童和青少年。他們往往背負著各種精神疾病診斷的標籤：適應不良（adjustment reaction）、邊緣性人格（borderline personality）、輕鬱症（dysthymic disorder）、重鬱症（major depression）、品行疾患（conduct disorder）、精神分裂症（schizophrenia）、躁鬱症（bi-polar disorder）、神經性厭食症（anorexia nervosa）、暴食症（bulimia）、創傷後壓力疾患（post traumatic stress disorder）和注意力缺失疾患（attention deficit disorder），來到社區諮商中心、醫院、日間治療機構，或是私人執業心理治療工作室尋求藝術治療。儘管他們每個人都擁有獨特的本性，面臨各自不同的生存困境和掙扎，我卻發現他們的一些共同特質。大部分的青少年個案，面對扮演成人權威角色、內省取向（insight-oriented）的口語心理治療師，多數不是興趣缺缺，就是無法投入。但同時我也驚訝的發現，這些青少年幾乎都願意動手創作藝術。這並不意味著當他們第一次踏入藝術治療工作室，就對於藝術創作非常熱中或是馬上開始創作。事實上，每次藝術治療的旅程展開時，通常都充滿著不安與抗拒。然而，我必須強調的是，幾乎每個到工作室的青少年，最終都開始創作。而且他們多數都體會到藝術創作是自我表現、探索，以及自我表露的健康且有效的方式。

　　這些與青少年工作的經驗，使我堅信藝術創作對於青少年心理治療的成功與否，扮演著關鍵性的角色。繪畫、素描、雕塑、詩歌創作、音樂、戲劇、舞蹈……各類形式的藝術創作過程，促使青少年整合各式的生命經驗，進而創造出充滿內在意義、新的整體自我。藝術創作牽涉複雜的內在歷程：辨識（identification）、想像的詮釋（imaginative interpretation）、整合（integration）及重塑（reformation）現象世界。在外在藝術媒材與內在想像世界交互激盪的過程中，個案所展現的不僅僅是一幅繪畫或是素描；更重要的是他描繪了自我：他如何看待這個外在世界以及如何看待內在自我。我深信對於需要心理治療的青少年，藝術創作並非為了打發時間或僅僅作為裝飾品。藝術創作是具有力量、效果、整合性、表現性，並且是極為自發且必需的活動。

　　我並不認為僅有藝術治療就能解決所有青少年的心理問題；然而，我卻深信本書中所闡述的藝術治療價值，對於青少年的心理療育，能提供一道新的曙光。這個信念的理論基礎可以追溯到 1950、60 及 70 年代的心理治療思潮——環境治療（milieu therapy）[2]。心理治療界開始了解到青少年的心理療育不能被簡化為生物化學、認知重建，或是行為改變的層面；而必須從知覺的、情緒的、想像的、社會文化的以及精神和生理等六個層

---

[2] 譯註：環境治療運動是對治療精神病患的人性化革命潮流之一，緣起於二十世紀。主要是希望在醫院中創造出類似於社會的環境。認為醫院工作人員與病患之間支持性的氣氛，有助於病患復原及恢復功能。環境治療確認了人性關係在維護心靈健康的重要性，並且運用了醫院的社會環境來支持個案的治療與復原。

面全盤考慮。

　　藝術創作的過程即是此六個層面的具體展現。藝術創作涉及知覺、感受、想像、統整、運用媒材以及創作者內在心靈的交互運動，更重要的是藝術創作具有無限的可能，並且不受限於發展階段。Lowenfeld（1970）就曾指出：「兒童憑藉著當下所僅有的知識自發性的創造，而在創造的過程中，他們進而學習到新的知識並得到新的領悟，這將引發新的行動。」（p. 4）

　　在詩集《瑞丁監禁之歌》（*The Ballad of Reading Gaol*）中，Oscar Wilde[3] 寫道：「世上沒有任何事物是無意義的，受苦尤其充滿意義。」然而，現今許多助人工作者，卻以減輕個案的痛苦為職志。作為一個存在取向的藝術治療師，我並不認為這是從事青少年心理治療的正確觀點。在藝術治療的過程中，我不企圖幫助青少年減輕痛苦，卻試著幫助他們了解、探索他們不快樂的深層存在意義。而現實的狀況通常是：當這些青少年個案發現、並且抒發他們受苦的意義時，他們往往變得比較放鬆，也不那麼焦慮、緊張和痛苦。情緒壓力指數降低的現象固然令人欣喜，卻不是治療的中心目的。我贊同 McNiff（1982）所說的：「我們可以將所有的治療視為創造性的轉變，也就是說將一件事物轉化為另一件不同事物。從這個觀點看來，治療和藝術創作可說是同樣的歷程。」（p. 122）

　　在我與青少年進行藝術創造和自我探索的臨床工作時，我

---

[3] 譯註：Oscar Wilde（1854-1900）為劇作家、詩人、小說家及社會文化批評家。其作品於十九世紀末風靡英國，作品以唯美主義風格著稱。

認為掙扎和痛苦並不該被視為病態而避之唯恐不及，反而必須將之視為生命中不可避免的常態。這樣看待受苦的深層意義的觀點，與現今文化潮流強調享樂、方便、自我滿足和規避痛苦是對立的。面對他人和自身受苦的終極意義並不在於追尋快樂，而在於真正地了解到痛苦賦予了個人存在的深度。藝術治療師能否正視青少年受苦的正向意義的關鍵，取決於他對待自身苦痛的態度。Viktor Frankl（1959）對於受苦對個人的意義曾有一段深入的闡述：

> 假如生命有意義，那麼受苦必定也有意義。沒有苦難和死亡，人生就不完整。當一個人能夠接納所有命運的挑戰，並且背負一切生存的磨難，他同時也掌握了最大的機會，去賦予自我存在的深度意義。（p. 88）

我的臨床工作通常不可避免會面臨各種青少年問題的艱難處境，以及個案所背負極度的痛苦。Arnheim（1967）說道：「藝術是克服生存難題不可避免的工具。」（p. 91）我往往見到孩子在掙扎於藝術創作的過程時，令人動容的勇氣以及高貴品格。這樣的掙扎，時常反映在他們的現實生活中，與生存困境搏鬥的過程。對生命和存在意義感到迷惘的青少年而言，藝術往往是最自然的語言。就如 Allen（1995）所說的：「深入投入藝術創作的過程能使人身心健康並感覺完整（wholeness）。」（p. 163）

● 名詞解釋

本書中我會使用一些專有名詞，以下我將提供簡略的定義：

藝術（the arts）——當我提及「藝術」時，我所指的是繪畫、雕塑、素描、音樂、詩歌、舞蹈和戲劇。我將手工藝（craft）排除在外，並不是因為看輕手工藝創作。相反的，我對於工藝創作者運用藝術媒材的高度技巧感到相當敬佩。我之所以將藝術和手工藝區分開的原因，是因為我認為藝術創作的重心，在於展現人類生存情境。藝術家運用技巧與想像力，創造出新的物體或經驗，以探索生命的本質。

治療（therapy）——「治療」這個字源自希臘字根 therapeut-icus。從字面上的解釋轉譯成英文是關注、照護（to attend to）。假如從這個觀點看待治療，治療將不會有一定的策略可以運用。相反的，治療師必須願意與個案同在，願意去關注個案。因此，我認為治療（attend to）的三個重要特質是：(1)同在（being with）；(2)同做（doing with）；(3)彰顯個案的存在意義（honoring the patient's existence）。

藝術治療（art therapy）——當我提及藝術治療時，我所指的是關注（attend to）藝術創作的過程。我認為在藝術治療的脈絡下，關注指的是：(1)陪伴病患—藝術家（patient-artist）創作；(2)與病患—藝術家一同創作；(3)接納並且尊重病患—藝術家的作品。在藝術治療的環境中，治療取決於媒材、過程、人及作品之間超越口語（metaverbal）的溝通。

　　超越口語——英文字首 meta 含有超越（beyond）的意思。
超越口語指的是超越語言的溝通經驗。這個專有名詞解釋了藝
術之所以能夠產生治療效果的關鍵要素，在於青少年—藝術家、
藝術媒材、作品，以及治療歷程等超越語言的因素之間交互作
用的一個動態歷程。從這個角度看來，藝術家—治療師（artist-
therapist）的主要工作，在於架設一個舞台，使治療工作能夠展
開序幕。藝術治療師不需仰賴口語心理治療的技巧，來企圖解
釋或分析個案的藝術創作。不論是在藝術工作室或是藝術治療
團體，與青少年進行藝術治療的核心工作，往往在個案開始描
述他的作品之前就已經展開。藝術治療的本質是超越語言的，
我並非貶低口語溝通的價值，而是希望彰顯藝術創作以及圖像
的重要性。

　　藝術家—治療師取向的藝術治療（artist-as-therapist model of
art therapy）——我的藝術治療哲學觀及實證經驗使我相信：藝
術創作的歷程是藝術治療的核心。這是相對於其他以心理學理
論，或心理治療技術為核心基礎的藝術治療取向。

　　藝術心理治療（art psychotherapy）——這個取向認為藝術
創作僅是促發個案口語溝通及內省的工具。

　　藝術作為治療的藝術心理治療取向（art as therapy model of
art psychotherapy）——這個取向視藝術創作為心理治療的歷程。
在這個歷程中，不一定涉及口語溝通或是有對內在轉變的洞察
（insight）。關於這個取向，我在本書中會有更進一步的說明。

　　治療性的藝術工作室（the therapeutic arts studio）——當我
提及治療性的藝術工作室或是藝術治療工作室（studio art ther-

apy），所指的都是在臨床工作脈絡下的藝術創作經驗。這其中大多數都是我在俄亥俄州哈定精神療養院，與青少年工作的藝術治療臨床經驗。藝術治療工作室取向的主旨，在於鼓勵青少年透過藝術創作的方式，探索生命，這個取向同時也強調增進藝術創作的技能。這個取向的好處是藉由投入藝術創作的隱喻世界，青少年因此經驗到內在的洞察，並且發現存在的意義。同時，他們對於自身所經驗的內在洞察，擁有絕對的詮釋權。

　　隱喻（metaphor）——在文學作品中，隱喻所指的是將一個事物比擬為另一事物，以使人對舊有事物或是觀念產生新的觀點。本書中所指的隱喻將不只局限於語言的隱喻。我將隱喻的概念擴充，將之運用於思考藝術作品所傳達的視覺意象，及創作者的行為。從這個角度看來，青少年的藝術作品即是他個人生命經驗的一種隱喻，因為每件作品都傳達了他們對自我的另一種思考向度。

　　圖像（image）——當我提及「圖像」時，我所指的是兩個不同卻相關的概念：(1)非真實存在於物質界的心像（mental picture）；(2)視覺可見，或是可透過聽覺、嗅覺、觸覺感知的一切影像。青少年藝術作品中所傳達的意象，呈現了其外在經驗和內在世界激盪的結果。他們一方面向外探索這個世界，一方面向內探索自我。藝術創作將青少年所經驗到的外在世界及內在意義賦予具體形象，也因此繪畫、素描、雕塑、詩歌、舞蹈、音樂成為青少年藝術治療的主要溝通管道。

　　心靈（soul）——在本書中，我偶爾會提及「心靈」一詞。當我提及心靈時，我將引用James Hillman（1989）的解釋：「心

靈是能將事件（events）深化，而成為經驗（experiences）的一種洞察力（或歷程）。」（p. 15）在青少年藝術治療的脈絡下，心靈所指的是對作品的內省性猜想（reflective speculation）歷程，它將促使個案對隨機無意義的事物賦予意義。

　　回應性藝術創作（response art）——意指藝術治療師創作藝術作品，以作為對青少年病患藝術家創作過程或作品的回應。回應性藝術創作對治療師有以下幾種功能：(1)同理個案；(2)澄清（clarify）治療師的內在感受；(3)包容（contain）並促進情感的分化（differentiate）；(4)探索（explore）治療師與個案的關係。本書中我將以繪畫與詩歌的藝術創作，呈現我對這些掙扎於嚴重情緒困擾的青少年的回應。

Chapter 2

青少年發展與藝術

藝術治療師必須切記青少年在身心發展上所面臨的轉變。他必須對個案的問題有深入的了解,進而規劃有效的藝術創作經驗,以奠定治療工作的基礎。治療師尤其必須深切了解:大約歷時十年的青少年時期,並不能將之簡化為一個單一的階段;也因此,曾經被青少年視為適當的某種行為,也許在另一個時候卻被視為完全無法接受。

青少年階段通常始於人生的第二個十年,並且可大致分為三個階段:青少年早期(十至十三歲)、青少年中期(十四至十七歲)、青少年後期(十八至二十歲)。這三個階段各自擁有一些典型的特徵,當然,這些特徵因個別差異而有所不同,且通常女性較男性早熟。

　　青少年時期的改變相當廣泛，這些改變幾乎影響他們生活的每個部分。除了嬰兒時期，沒有任何一個階段有這樣劇烈的改變。青春期的改變包括生理外觀的改變、情緒、思維過程、行為和與他人關係的轉變。本章中，我將提供一些簡單的例子來說明這些青春期的改變。讀者假如想對青少年的發展有更詳盡的了解，在這方面已經有豐富的文獻。其中，我發現Feldman 和 Elliott（1993）所著之《轉捩點：發展中的青少年》（*At the Threshold：The Developing Adolescent*）一書，特別有幫助。

● 青春期

　　青春期為青少年的生理外觀帶來極大的改變，這包括生殖器官的成熟，長高、體重增加、第二性徵的出現：男孩的體毛和鬍鬚開始長出，女孩的乳房發育。這些顯而易見的外在改變，為青少年本身和這個世界標記了他們的成熟。荷爾蒙的改變導致生理改變，使他們的情緒不穩定，並且激發了他們對性的興趣。要處理這些劇烈改變，對任何年紀的人而言都相當具有挑戰性。尤其對人生經驗較不豐富、且自我認同尚未穩固的青少年而言，要面對這些改變更為困難。Steiner（1996）曾註記道：「有些證據顯示比同儕月經早來一、兩年的女孩，顯示會有較高比例的心理疾病。這樣的結果一點也不令人驚訝。」反之，Steiner 認為對男孩而言是相反的狀況。較早熟的男性通常帶來正向的經驗，例如：運動場上的傑出表現、被同儕賦予領導角色，以及被女孩認為具有吸引力。

● 思維上的改變

　　思維上的改變，使青少年開始能進行抽象思維、價值評論、反思倫理道德議題、質疑權威，並且計畫未來。Elkind（1967）認為這種認知上的改變使青少年變得自我中心（egocentrism）。他們覺得自己一直站在舞台中心，受到眾人矚目。這種自我中心的現象往往也使青少年對於周遭一切的反應（觀眾）過度敏感。由於現實世界並不總是將焦點集中於這些青少年表演者，他們因此創造了一個故事來解釋他們為何不被人了解：他們的經驗和感受是如此獨一無二，甚至在人類歷史上都沒有任何人曾經感受過這樣的痛苦或喜悅。真是戲劇化！

● 我是誰

　　青少年的主要任務大概就在於建立認同：一種自己與他人不同，並且脫離父母而獨立的感受。「我是誰」的感受建構於個人才華、能力和潛力，且必須是有意義的、持續的，並且真實。建立認同是一段在同儕團體和家庭中嘗試新的角色的探索歷程。定義我是誰的過程，通常包含了對「我不是誰」（via negativa）的定義。Erickson（1963）指出，由於青少年早期往往將自己定位為反抗權威的角色，因此他們通常將父母師長的好意視為敵對。在此時期中，青少年為了展現自己與眾不同，往往將自己設想為對立的角色。之後，當他們更有自信時，他們

將能夠透過信念、態度和喜好，以更成熟和細緻的方式定義自我。

● 與朋友關係的改變

青少年與朋友的關係變得比兒童階段複雜許多。青少年受到生理和心理的驅動而希望與父母脫離，但卻往往還無法完全獨立。因此同儕團體在這個分離—個體化（separation-individuation）[1] 的過程中，提供他們必要的安全感。典型來說，同儕團體從童年期的同性友伴，轉為增加了異性的朋友。同時，青少年離開了熟悉且可預期的小學，進入較大型且多元的中學。這種對生活世界擴展的不安，也增強了他們對同儕的價值和行為的順從。因此，青少年持續處於一種想要清楚刻畫出自我，又同時想要融入同儕團體的狀態中。這令他們感到相當困惑。

---

[1] 譯註：分離—個體化為客體關係理論的重要概念之一，說明人在心理發展上，如何區隔自己與他人的發展歷程。Mahler 和 Clair 觀察三歲前嬰兒與母親的互動，並將之分為四個階段。分離—個體化是第三階段，始於出生後第六或第二十四個月。「分離」是指個體一開始脫離與母親共生（symbiosis）關係，就開始了分離的過程；而「個體化」是個體在經歷分離的過程中，對自己特質假設的過程。於此階段幼兒在依賴與獨立之間感到矛盾；體驗到與重要親人的分離，但仍會投向他們以確認此種經驗，並尋回舒適的感覺。Blos 進而將此概念與青少年的發展相連結，認為青少年階段經歷第二次的分離—個體化歷程。個體必須經過這個分離—個體化歷程，才算是「心理上的誕生」（psychological birth），並成為一個真正的人，建立自己與他人的穩固關係〔參閱 Hamilton, N.G. (1998). *Self and others*. NJ: Aronson〕。

● 與家人的關係改變

這個發展旅程也促使青少年重新定位與家人的關係。能成功的在青少年時期航行的人，最終將成為獨立自主的成人。然而，這個重要的轉變不僅動搖青少年的自我認同，也使父母和其他家庭成員受到影響。也許這個轉變最顯著的就是青少年對隱私的需求。此外，與過去明顯不同的是，青少年會清楚的表示，閒暇時想要跟朋友在一起。

對許多父母和家人而言，青少年逐漸脫離家庭，是相當困難的現象。當青少年將他們的心神和注意力從家庭轉為朋友時，通常會使日常生活中的衝突隨之升高。在理想的狀況下，這些衝突終將幫助青少年以及家庭分化，並建立情緒的獨立。

● 性關係

當然，在青少年的旅途中，他們也必須學習如何處理性（sexuality）的層面。性涵蓋了生活中的每個層面，在露骨的春夢、自慰、友伴關係和白日夢中展現出來。要談論性的問題相當複雜，因為這通常涉及道德的、社會的、生理及心理各層面，而大人通常不會公開與青少年討論這些議題。

● 摘　要

　　青少年病患通常會展現這些典型的發展任務，雖然這些任務可能因為青少年情緒的失功能（dysfunction），而以扭曲或過度強調的方式呈現。藝術創作是自我探索、表達和自我坦露最自然的方式。由於青少年持續成長、改變、在這個世界中碰撞，並企圖了解周遭的世界，所以他們的作品通常深沉的反映出他們對自己和對環境的感受、想法、希望、恐懼和回應。對於這些需要心理治療的青少年而言，他們的圖像通常是由痛苦且令人困擾的感受、想法以及因恐懼而激發的，因此成功的治療必須能引發行動與感官知覺。在治療性工作室中進行藝術創作，是一種確保治療歷程能夠持續在青少年生命中發酵的方式。

Chapter 3

❦❦❦❦❦❦❦❦❦❦❦❦❦❦❦❦❦❦

青少年的隱喻發展

青少年藝術家─治療師有一項特別重要的角色：隱喻的解讀者（metaphoretician）。不論從事私人執業，或是參與住院治療、日間療養機構，藝術治療師必須能夠了解青少年所傳達的各種隱喻訊息。這些隱喻的溝通透過誇張或是隱微的行為、意象、言語、聲調，或是沉默來傳達。

在住院治療團隊中，藝術家─治療師將幫助團隊中其他領域的成員，解讀青少年所傳達的各種隱喻訊息，進行個案概念化，並且發展適當的治療計畫。在日間療養機構中，藝術家治療師具備了解讀青少年各種隱喻性戲劇（metaphoric drama）的專業能力。青少年戲劇的各種腳本常具有破壞性及操弄性，也因此當其他同事在試圖包容這些青少年以及「讓這些小鬼滾到

別的地方」的兩端中掙扎時，亟需藝術家—治療師在藝術上的敏感度。在私人執業中，治療的成敗，仰賴於藝術家—治療師對於青少年個案詭譎、操弄性隱喻行為的了解及覺察。

在探討青少年隱喻溝通之前，我們將思考下列幾個問題：哪些重要議題不斷重現於青少年時期？這些主題如何展現於隱喻的圖像、語言和行為？各種隱喻溝通中呈現哪些議題？藝術家—治療師及其他成員如何回應青少年的隱喻性溝通？藝術家—治療師如何讓青少年了解他們的隱喻性溝通已經被接收到了？藝術家—治療師如何藝術性及隱喻性地回應這些隱喻的訊息？

表面上看來，我在此提出的藝術性及隱喻性回應，似乎與企圖了解傳統口語心理治療的歷程相似。當然以藝術為本（arts-based）的取向與口語取向的心理治療，的確有共通之處；但我要強調的是，這兩者之間也同時有根本上的不同。其中最大的不同，就是以藝術為本的取向中，藝術治療師對於青少年以隱喻溝通的了解和回應，並不依賴口語表達。我不認為內在的洞察、成長或是治療性轉變能夠、或總是必須透過言語陳述。就像俗語所說的：一幅畫勝過千言萬語。再加上，與青少年的治療工作還面臨著一個年齡差距上的難題。治療師開展治療工作的基石，首先必須為青少年建立一個正向及治療性的藝術工作室環境。為了建立治療性的藝術工作室，我們必須盡力去了解這些受苦的青少年病患眼中所看見的世界。進而，我們要了解青少年「需要」去抗拒我們的幫助；同時，我們必須增進藝術的技能，以回應青少年所上演的種種隱喻性腳本。

● 面對青少年的難題

　　我常常聽到同僚抱怨：「我可以跟各種個案工作，但就是不接青少年。」「讓這些小鬼離開我的視線！」青少年的重要特徵之一，就是他們使父母及成人治療師頭痛不已。儘管我喜歡跟青少年工作，我也從不諱言這不是一件輕鬆的事。他們很少乖乖聽話、不按照牌理出牌、不知感恩，也從不感到滿足。在藝術治療工作室中，他們往往刁蠻、苛求、暴躁、具有破壞性、搬弄是非、自我中心、充滿敵意、反覆無常。Rinsley（1980）曾指出：「心理治療研究中對於青少年個案，提出許多不同的治療模式及技術，這樣的現象反映出治療青少年所面臨的種種千奇百怪的問題。」（p. 5）Anna Freud（1958）更進一步描繪所有的青少年都經歷某種「正常的精神病」（normal psychosis）。儘管我不全然同意她的論點，但我卻不否認，青少年病患往往引發藝術家─治療師強烈且複雜的反應。治療師必須對自身的這些反應有所覺察，並且坦率的面對，否則必然影響治療工作的成效。

Chapter 4

與青少年工作的
藝術家治療師

在藝術治療的專業中，有一個長久以來關於「藝術即是治療」（art as therapy）與「藝術心理治療」（art psychotherapy）的哲學論辯（Wadeson, Landgarten, McNiff, Free, & Levy, 1976）。Lusebrink（1990）寫道：「在藝術治療的光譜中，其中一端強調媒材的運用，並且講求創作成品及其他各種藝術層面。另一端強調藝術創作的過程，對作品的自由聯想及內省。」（p. 10）。在《藝術心理治療》（*Art Psychotherapy*）一書的序言中，Wadeson（1980）說道：「藝術治療領域中有各種不同取向。有些取向強調藝術創作，有些強調治療……有些藝術治療師認為他們是心理治療師，運用藝術表現只是一種治療模式。」（p. xi）

　　擁護「藝術即是治療」的治療師（Allen, 1992; Kramer, 1971; Haeseler, 1989; Jones, 1983; Lachman-Chapin, 1983; Levine, 1993; McNiff, 1989, 1993; Moon, 1995; Watkins, 1980; Wolf, 1990）認為，藝術創作所包含的創造性及表現性本身就具有治療效果。他們主張藝術治療師在治療脈絡中的主要認同應該是藝術家。對他們而言，藝術創作的過程是治療的核心經驗。Allen（1992）曾引用藝術治療師 Deborah Gadiel 的論述：「我認為我是個藝術家。當我在創作時，我最能感受與個案同步（in sync）。這種想要創作的驅力，以及在藝術旅程上的熱情，是我必須和個案分享的最有力工具。」（p. 26）

　　藝術即是治療的觀點也許和Kramer（1958, 1971）的論述最息息相關。Kramer 堅稱創造的過程本身即具有治療性。根據她的說法，藝術治療師透過維持藝術治療工作室、提供技術上的建議及情緒支持，滋養並扶持藝術創作的歷程。在這個取向中，藝術治療師同時是藝術家也是老師，個案的口語表達以及內省並不被強調。

　　藝術心理治療取向強調創作的歷程及個案對作品的口語溝通，而作品的藝術層面較不被強調。發展自我洞察是這個取向的主要目標，因此藝術作品被視為一種幫助個案口語表達的手段。這個取向認為僅有藝術創作是不足以達成治療的。他們認為藝術治療師的主要認同應該是心理治療師，藝術創作只是一種引發治療性對話的手段。

　　藝術治療在美國過去三十年的發展中，具有影響力的幾位先驅對這兩個觀點持著兩極化的意見。這些議題也在美國藝術

治療學會中不斷被討論（Rosenburg et al., 1983）。

　　「藝術心理治療」和「藝術即是治療」的兩極化觀點，當然是西方科學傳統下對一切事物（包括藝術治療）二元化假設下的產物。儘管我曾經長期參與這個問題的角力競賽，我現在卻覺得這些區別其實相當無趣而且沒有什麼幫助。我想要將傳統中非此即彼的觀念轉化為兩者皆是的取向。Feder 和 Feder（1984）寫道：「儘管這種傳統二元化的思考被證明是我們對世界過於簡化的觀點，這種非此即彼的觀點仍舊主宰了許多常識性的思考。」（p. 58）這種認知和情緒上的分歧在我們的文化中顯而易見，而且可以看見的是理性總是占上風。這種感覺和思考的分裂狀態也潛藏在心理治療的理論與實務之中。Feder 和 Feder 曾舉例：「我們都承認情緒困擾會對個人的認知有所影響，但要解決情緒問題往往牽涉到對問題的重新認知（re-cognition），這幾乎總是必須要透過口語。」（p. 59）

　　就某個程度而言，這本書企圖以我的想法、聲音和圖像，來說明我與青少年工作時運用的「藝術家—治療師模式的藝術心理治療」（artist as therapist model of art psychotherapy）。不論在精神療養院、日間治療課程、諮商中心、心理復健醫院、公立學校或是戒毒中心，我相信藝術治療能提供青少年臨床工作的獨特禮物是藝術創作的歷程。Robbins（1988）曾寫道：「藝術家的語言和心理美學觀點，是我們對治療歷程最獨特的貢獻。」（p. 100）青少年藝術治療工作是一種超越口語的治療模式。這裡所謂的藝術治療是「超越口語」，並不表示語言在藝術治療工作室中沒有任何地位，但我卻相信言語不足以完全描

述藝術治療工作中發生的一切。

　　為了與青少年有效且真誠的工作，在我的觀點看來，藝術治療師必須先成為藝術家。藝術是與青少年工作的核心、根本和基石。與受苦中的青少年工作的藝術治療師，應該深深相信藝術創作的力量和好處。Allen（1992）曾說：「關係藝術治療存亡的重要因素不是證書、執照，而是是否有一定數量的藝術治療師，持續與他們自身的創作產生內在聯繫。」（p. 28）我認識一些與青少年工作的藝術治療師，他們面臨職業生涯上極大的困境。他們往往是那些因為某些原因而中斷自身藝術創作的人。當藝術治療師中斷了在畫室中的個人創作，他與青少年的工作將缺乏熱情、深度和真誠。無法在自身工作中獲得喜悅的人，將無法對青少年提供治療性的環境。讓藝術治療師再回到真誠的唯一一扇門，就是他自己畫室的門。

　　在青少年臨床工作上，運用藝術家—治療師模式的藝術心理治療，所強調的是藝術創作對病患和對藝術治療師的好處。藝術創作中所蘊含的好處是治療工作的基礎；就如同先前所提到的，這種模式強調藝術創作的歷程，它與強調口語和心理取向的藝術心理治療是截然不同的。在後者中，藝術創作只被視為一種引發口語互動的工具。

●回應性藝術創作的角色

　　與青少年工作之「藝術家—治療師模式的藝術心理治療」的核心部分，是回應性的藝術創作（responsive art making）。回

應性的藝術創作指的是藝術治療師以藝術創作，回應青少年所
創作的圖像。藝術治療師將這樣的回應性藝術創作，作為一種
治療性的策略。這個歷程對藝術治療師而言有三方面極大的幫
助：(1)幫助藝術治療師與青少年建立同理（empathic）的關係；
(2)為藝術治療師在臨床工作中所被引發的強烈感受提供一種表
達的出口；(3)作為與青少年進行想像性的詮釋性對話（imaginative
interpretive dialogue）的起點。

　　許多作者都曾經關注藝術治療師在治療進行當中，或治療
結束之後進行創作的問題（Cohn, 1984; Haessler, 1989; Kielo, 1991;
Lachman-Chapin, 1987; Robbins, 1988; Wolf, 1990）。Kielo（1991）
摘要了在藝術治療工作室中曾經重複出現的主題，她的研究中
提出回應性藝術創作的五個主要用途：

　　1. 藉由仿畫（replication）個案所創作的圖像，發展對個案
　　　的同理心。
　　2. 將藝術作為澄清感受之用。
　　3. 將藝術作為探索前意識（preconscious）和潛意識（uncon-
　　　scious）之用。
　　4. 將藝術作為幫助分化（differentiate）情感之用。
　　5. 將藝術作為探索關係之用。

　　本書中我所提出的回應性藝術創作，有兩點不同於Kielo和
其他人所提出的觀點。我所指的回應性藝術創作，是指在病患
在場的情形下，藝術治療師在工作室中進行的藝術創作，而非
治療結束後的反省性創作。這樣的創作比 Kielo 和其他人所提
的速寫（sketch）更加深入，是更具完整性的創作。我的取向是

能夠澄清感受、探索各種層次的意識層面，並且加深治療關係的藝術創作。

　　運用藝術來回應病患圖像的藝術家—治療師之中，最早期的例子，可以從我的導師 Don Jones 身上看見。由於他是一個嚴肅的反戰者，因此二次大戰時，被指派到紐澤西的 Marlboro 州立醫院擔任精神科助理來服替代役。這位天真、未受訓練、完全自發的年輕藝術家，被這些病患的自發性圖像所打動。這些病患用鉛筆、炭筆、血液和排泄物作畫。只要是能留下痕跡的任何東西，他們都拿來記錄病房內的恐懼、折磨和不安。

　　在 Don 服役的幾年中，他接觸了許多可怕的經驗。他周遭有許多患有精神疾病、慢性憂鬱和受到長期監禁的病患。為了處理他在 Marlboro 醫院工作的各種感受，他開始畫下醫院中的各種景象。他的這系列創作吸引了 Karl Menninger 博士的注意，最後他還在位於堪薩斯州托皮卡市（Topeka）的 Menninger 診所給了 Don 一個藝術專家的職位。當 Don 回顧生命中此一階段時，他說：「那時，畫畫使我活下來。」（圖 2）在這樣的情況下，藝術創作是「生存的藝術」（survival art）。

　　　不論是我的職業生活，或是退休後擔任諮詢工作，繪
　　畫、雕塑作品總是持續不斷的產生。我也總是與我的病
　　患和個案在藝術治療的時間中一同創作，他們影響了我
　　的藝術。創作就像吃飯、睡覺一樣。（Feen-Calligan &
　　Sands-Goldstein, 1996, p. 50）

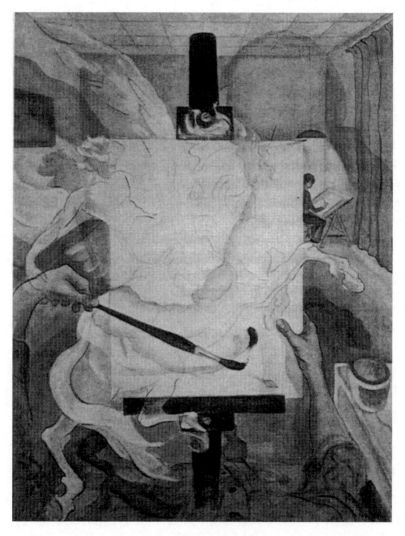

圖 2　Don Jones──靈感不會只待在畫布上（Don Jones 攝）

　　身為我的導師和臨床督導，Don可說是我成為藝術家—治療師的楷模（role model）。在我成為藝術治療師的訓練過程中，Don 強調儘管他接受心理治療和心理動力理論的訓練，但最重要的是他最初是一個藝術家。

　　回應性藝術創作的過程涉及藝術家—治療師以創造性的治療形式介入，回應青少年病患的作品。再強調一次，這個歷程對藝術治療師有三方面極大的幫助：(1)幫助藝術治療師與青少年建立同理的關係；(2)為藝術治療師在臨床工作中所被引發的種種感受提供一種表達的出口；(3)作為與青少年進行想像的詮釋性對話的起點。

　　下列是回應性藝術創作在青少年藝術治療中如何發揮效用的一些例子。

1. 以回應性藝術創作建立同理關係

⌈ Debbie 的房間 ⌉

　　Debbie 拖著腳步，猶豫不安的進入工作室。一個青少年中心的人陪著她前來。雖然她對於有人陪同（individually accompanied, I-A'd）的原因什麼也沒說（我知道她因自殺意圖而必須有人陪伴），但我可以感覺到她的身上散發著一種深深的恨意。那是寒冷的十一月天，當她脫下外套，我發現她的左手腕包著紗布，一些血跡從繃帶中滲出。

　　「歡迎妳來，Debbie。我叫作Bruce。我是藝術家，在這裡我們要做的事情是進行藝術創作來表達我們內心的感受。妳可

以看看周圍，看看其他人在做什麼。等一下我會跟妳說明，讓妳也可以開始創作。」

她沒有回應，但眼睛搜尋著四周。當 Debbie 過來時，我正把新的畫布放在畫架上。

「Debbie，妳有沒有想畫什麼？」

「沒有。」她說。「我看看就好。」

我回答：「我不確定只是看能不能對妳有幫助，妳何不畫畫圖？」

「不要。」她坐在離我不遠的椅子上。

「好吧。」我說。「但妳知道嗎，妳來工作室卻什麼也不做，這樣可能不是好主意。」

「那把我帶回中心，我一點都不在乎。」她坐在椅子上，閉著眼睛，低垂著頭。

在當時，我可以做下列幾件事：我可以要求陪她來的工作人員帶她回青少年中心；直接面質（confront）她的抗拒行為；或是吸引她投入創作。但是我卻沒有做上述任何一件事，反而問她我是否可以為她畫一幅畫。「Debbie，妳現在的姿勢很棒，妳能不能就保持這樣的姿勢一會兒？」

「隨便。」她說。

「我要先警告，有時候我畫得很慢。這可能要花幾次才能完成。」

她什麼也沒說。

就如我告訴她的，接下來在工作室的幾次時段裡，我完成了 Debbie 的肖像，畫中我也描繪了她手上的繃帶（圖 3）。多

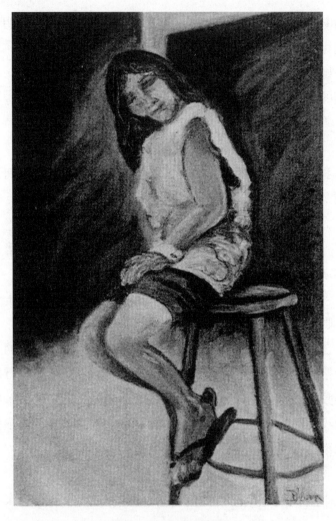

圖 3　Debbie 的畫像

數的時候我都在畫畫，但她有時抬起頭來問問題或是評論我的
畫。我總是確保自己以溫暖和接納的方式回應她。我覺得 Debbie

是個很悲傷和受傷的女孩。我決定要把這種感覺表現在畫中，
企圖同理並且一起感受她的不幸。我沒有畫工作室的背景，而
將背景換成一個空盪盪的房間，在第三次還是第四次時，我問
她：「Debbie，妳最喜歡的顏色是什麼？」

「紫色。為什麼問？」

「嗯，那我想我要把畫中房間的牆的顏色畫成米白色。這
樣就大約是紫色的對比色。」

她看著我，「我不懂。」

「嗯，假如妳最喜歡紫色，這個顏色一定會帶給妳好的感
覺。對吧？」

「我想是，那為什麼要畫相反的顏色？」

「Debbie，我企圖要表達的是困難的感覺，而不是快樂的
感受。」

稍後，Debbie 問：「你怎麼知道我常常感覺糟透了？」

「我不確定我真的知道，Debbie。一直到我開始畫這幅畫
時，我才知道。妳知道嗎，這讓我停下來，真的和妳在一起。
這是我所看見的。」

「是啊，我也是。」她說。

當 Debbie 的畫像快要完成時，一天下午她來到工作室，
說：「我想要畫畫。」

我問：「妳想要釘一個畫布還是畫在梅森奈板[1]上？」

「我要用跟你一樣的方式畫，Bruce。」

---

[1] 譯註：梅森奈板（Masonite），繪畫用的一種纖維板。

2. 回應性藝術創作是藝術治療師表達的出口

　　一天，我坐在 Shawn 對面。他今年十二歲，上星期才剛到兒童和青少年中心。他正在畫一幅關於生命中的「不好的回憶」。這幅圖是一個小孩仰頭望著一大扇窗戶，窗外一輛車子正要開走。當我看著這幅圖時，Shawn 的眼睛充滿淚水。他試著要堅強，正用袖子把眼淚擦乾。

　　他注意到我看著他，於是就自己告訴我關於這幅畫的故事。他告訴我他的「爸爸和媽媽」把他放在保母家，從此就再也沒有回來過。Shawn 說：「我那時六歲。當時是冬天，我看到一輛半掛式的卡車在冰上打滑，撞上了汽車。從此我就再也沒見到他們。」

　　Shawn 完成這幅畫後，把它丟到垃圾桶。他又開始畫另一幅畫。我問他還想不想多說一些關於父母的事，他說：「還有什麼好說的？」他回答。

　　當我還是孩子的時候，我父親就過世了，Shawn 的圖畫和故事把我帶回我自己當時的失落感受。Shawn 故事中那種荒涼的單純，讓我深受感動。很巧，那天傍晚，我和家人一起看了一部電影「夢幻成真」（*Field of Dreams*）。這部電影是根據 W. P. Kinsella 的小說《赤腳的喬》（*Shoeless Joe Jackson*）所改編，是一部關於父子關係的失落以及和解的電影。電影結束時，我的眼眶含著淚水。在我的眼中，我可以想像父親和我一起玩棒球，但那卻是我們從未曾有機會一起玩的。我可以想見當 Shawn

還是個小男孩時，最後一次從窗口見到他父母的情景。我知道
我必須處理一下這些感受，我的腦中已經浮現一幅畫，於是我
趕緊開始準備畫布（圖4）。

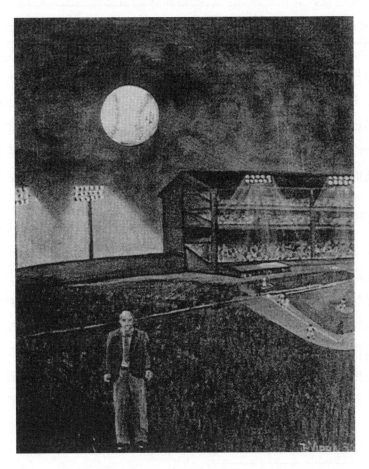

圖4　對 Shawn 的回應──棒球

　　對我來說，這幅畫蘊含了一種失去父親的悲傷想望。這幅畫對我來說相當沉重，但卻是絕對必要的一幅畫。我把像幽靈一樣的父親形象放在棒球場的外野，表達了我對他的想望。這幅畫也讓我有機會承認我對於他缺席的憤怒和困惑。同時，這幅作品也使我有機會表達我對他的愛，儘管我對他的了解有限。這幅作品更幫助我包容（contain）[2] 了這些感受，也使我清楚的看見我的故事和 Shawn 的故事並不完全相同。因此，我能夠以治療工作所需要的客觀距離看見 Shawn 的問題。假如我不能區別自身感受與 Shawn 的感受，那我將違反治療的倫理。當然，我們所共同擁有父母過世的經驗是相當重要的，這使我更能同理他的感覺。然而，能區別自身的感受與他的感受也同樣是相當重要的一環。

　　與具有情緒和心理困擾的青少年工作，藝術治療師將與這些受過生理、心理和性虐待的孩子產生深度的接觸。在工作中，他們將聽到一些令人難以置信、痛苦和可怕的故事。他們會看見無數的圖像：關於破碎的心靈、流血的手腕、死神的形象、荒涼的景色、玷汙的床鋪、受到侵犯的身體，和各種被違背的諾言。這些圖像和故事的力量有時可能會令人難以承擔。每天看見和聽見這些創傷事件所帶來的傷害，也很可能為治療師帶來創傷。藝術治療師無法不為病患而動容，他們也無法自絕於這些具有影響力的感受之外。然而，藝術治療師也不能因為病

---

[2] 譯註：包容是客體關係理論大師 Bion 提出的概念，認為母親應該像一個容器一樣，包容孩子的情感，使幼兒感到安全和受到保護。

患的緣故，而使自己一直處於創傷或是情緒難以負荷的狀態。
創作是保護藝術治療師免於這些創傷的最有效方法。藝術創作
將為藝術治療師提供一個健康、務實、真誠的方法，使他們得
以面對工作上所帶來的強烈感受。

　　接下來的圖畫和詩〈Antoine 的心上插著一把刀〉是運用回
應性藝術創作的另一個例子。這樣的創作為我與青少年病患工
作時的種種感受，提供表達的途徑。這個創作在 1996 年第二十
七屆美國藝術治療協會（American Art Therapy Association）的年
會中，曾經以表演藝術的形式發表過。這首詩的主角 Antoine 是
一個虛構人物，他代表許多受創的青少年。這首詩中描述了我
在精神機構和私人執業時所遇見的許多青少年。

　　「他的心上插著一把刀」是一個回應性的藝術作品，而不
是真實案例。我在這裡提出來，是為了進一步說明我如何將臨
床上的感受作為創作的靈感來源，以及如何運用藝術來處理我
的感受（圖 5）。

Antoine 的心上插著一把刀

　　Antoine 的心上插著一把刀
　　每個人都看見他的心被切成兩半
　　靠近他
　　你會感覺暴風呼呼的吹著，因為
　　Antoine 的心上插著一把刀

　　　他說：我真正的媽媽是

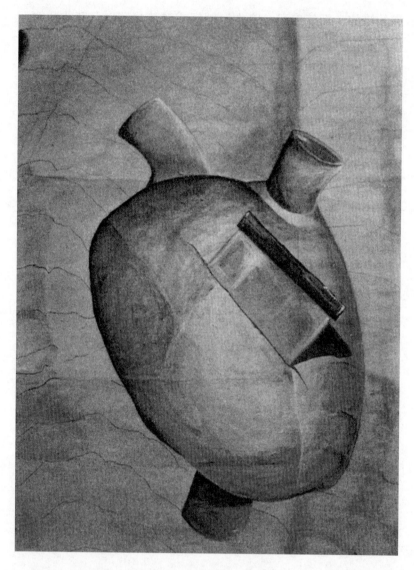

圖 5　他的心上插著一把刀（藝術治療師 Ellen Horovitz 收藏）

非洲皇后

我爸一定是出身不凡的男人

但我知道

Antoine 的母親吸食古柯鹼

那天當她要生這個

孩子時，自己只有十四歲

她從未說這個孩子的父親是誰

她從未說這個孩子的父親是誰

紀錄上寫著：他們懷疑……

Antoine 的心上插著一把刀

他來到療養院

在十一歲的冬天

他被學校開除

他在家裡打架

他總是充滿憤怒

他逃家

他用頭撞牆

他用小小的手打自己的臉

一直到臉頰流血，手也流血

是的，Antoine 的心上插著一把刀

到了第三天，
那十四歲吸食古柯鹼成癮
的非洲皇后拋棄了他
　　Antoine 說，我老媽和老爸
　　有金黃色的頭髮
　　和藍色的眼睛
　　他們收養我
　　因為他們沒法有自己的小孩
　　就像我們那天
　　去流浪動物收容所挑小狗
　　我覺得他們選得不好
　　我一點都不像他們
　　他們有柔軟的金黃色頭髮
　　清澈的藍眼睛
　　七月夏天時他們的皮膚會變紅
　　十一月冬天時又會變白

　　我不太懂
　　他們說沒法生小孩
　　可是我老媽肚子突然大起來
　　生了我老妹 Carla
　　然後我老弟 Justin 也跟著出生，我記得
　　Carla 和 Justin
　　他們皮膚的顏色就像我的手掌

老媽說他們領養我
就像他們去動物收容所
挑我的狗一樣
這一定是哪兒搞錯了
這一定是哪兒搞錯了
這一定是哪兒搞錯了

Antoine 的心上插著一把刀
插著一把刀
我看到他的心被切成兩半
我感覺他心裡的風暴

人人都說 Antoine 是個不良少年
一個恐怖分子
我讀他的紀錄
我知道他的過去
他被母親
拋棄在一間酒吧洗手間的地板上

這個小男孩
哭打、咒罵、拉屎
他緊抓不放
緊咬不放
他閉上眼睛吟誦：

他們領養我
就像他們去動物收容所
挑我的狗一樣
這一定是哪兒搞錯了
這一定是哪兒搞錯了

金髮碧眼的母親說
他是一個怪胎
金髮碧眼的父親
一句話也沒說

這個小男孩
把每個人都嚇跑了
把每個人都嚇跑了
他金髮碧眼的父母儘管說愛他
卻也說要把他還給收容中心
他們必須把他還給縣裡的收容中心
因為

Antoine 的心上插著一把刀

母親說
過去兩年他把我們的日子搞砸了
他在學校惹事生非

常常被留校察看

他在家縱火

我白白損失幾千元

有一次他離家出走好幾天

不肯跟任何人說話

又有其他時候

他大聲咆哮不願住嘴

他是個可怕的野孩子

Antoine 的心上插著一把刀

每個人都看到他的心被切成兩半

靠近他一點

你就會感覺到他心裡的暴風呼呼的吹

1988 年的秋天

Antoine 住進了醫院

這個小男孩

大搖大擺的走進我的工作室

他率直豪爽

我馬上就喜歡上

他的圖畫和狂暴

有一天

我對他說：你可以自由創作
用任何你想要的材料
Antoine 看著我
彷彿在問
　　　你是認真的嗎？

我向他保證
對，你可以自由創作
素描或彩繪或
任何你想要的
他抓起了廣告顏料
陳列在桌上
　　　他問：「我能不能畫在黑色的紙上？」

假如畫家 Jackson Pollock[3] 和 Pig Pen[4] 在世的話
那個早上他們一定會為 Antoine 感到驕傲
當他完成的時候，
工作室裡一團混亂
顏料到處都是

---

[3] 譯註：Jackson Pollock（1912-1956），美國畫家，是抽象表現主義運動的
領導者。他發展了行動繪畫（action painting）的技法，將顏料揮灑在鋪
在地上的巨大畫布上，造成錯綜複雜、相互交織的顏色和樣式。

[4] 譯註：Pig Pen 是卡通史奴比漫畫中的一個角色，他總是渾身充滿灰塵、
看起來髒兮兮。

他說：這是醜八怪

「我晚上睡覺就會看見他。」

醜八怪

混亂

困惑

不知所措

盤旋在黑色的背景

是紅色、紫色、咖啡色、藍色的河流

支流中流竄的是黃色、橘色的顏料

他滴下白色和灰色的汗滴

我嘆息，「這肯定讓你很難入睡。」

　　是啊，有時我整晚都睡不著

　　別跟我媽說

　　她知道了一定會很生氣

　　然後他對自己的畫吐了一口口水

　　我現在可以走了嗎？

Antoine，你可以走了

假如你想的話

但如果你想幫忙我清理一下畫室，我不介意

他撿起了一塊濕海綿
開始清理他畫畫時噴得到處的顏料
就這樣，什麼都沒再多說

Antoine 的心上插著一把刀

還有一些對於我的耐心和決心的考驗
Antoine
對大人充滿懷疑
Antoine
一點都不想再被大人傷害
Antoine
住院八九個月
出院時有個沒人會相信的計畫

他不時會來看我
Antoine 坐在這幅畫前一陣子了
他想要畫一個很黑的房間
要有兩扇門
兩扇開著的門
可以看見長長的走廊
一個黑色人影依稀出現在地板上
他把畫筆甩向畫布

這根本是狗屎

放下我的筆刷

我從我的畫架前走到他旁邊

嗯，Antoine 我想我知道你的意思

他把畫筆折成兩半

Antoine，我想可能是這個人的關係

你只用黑色

其他東西都是彩色的

這個黑色的人影就不搭調

他把折斷的畫筆摔向牆上

「我不只是說這個，

這整件事都這樣……」

「假如你加一點顏色

說不定會好一點

也許你可以試著把褲子的顏色

改成舊牛仔褲的顏色

也許你可以把上衣的顏色

換成像你那件湖人隊上衣的顏色」

我把他的畫拿起來
放到我的畫架上
站到幾步外
我把他叫到我身旁
是的，Antoine 我想這樣應該可以

畫中的長廊帶來一種詭異和寂寞
如果你需要幫忙，讓我知道
可以畫那件紫色上衣

　　「我不會。」Antoine 嘀咕

我回到我的畫架
Antoine 我對你有信心
如果你需要我會幫你

　　一會兒他要我幫忙調色
　　要用來裝飾湖人隊上衣的黃色

他一點都不需要我的幫忙
他只是要我的支持
當他要離開時——

　　「老媽說我不會再回來了。」

我轉向他

「她說這是浪費她的錢。」

我不知道該說什麼

Antoine 走了

Antoine 的心上插著一把刀

每個人都看到他的心被切成兩半

靠近他一點

你就會感覺到他心裡的暴風呼呼的吹

時光流逝

一天天、一週週、一月月……一年過去

我沒見到 Antoine

他的容貌淡去

幾百個日子流逝在一連串的想望

一天天、一週週、一月月……一年過去

我沒再見到他

他的臉龐從記憶中逐漸淡去

幾百個日子流逝在一連串的想望

　　　　　　＊　　　　　＊　　　　　＊

1974 年 9 月 19 日

我正走往醫院的途中
展開我的醫院生涯
我二十三歲
滿頭密髮
滿腦子想法
我知道我不會在這裡久待
不會久待
我不想在這裡久待
有一些人四處遊走
我一轉身……就看見有人走著
我迷失了，不知道我的道路

一個男子走過
香菸熏黃了他的手指
我問他
你知不知道藝術治療的辦公室在哪？
「是的，先生。」他繼續走著
請問藝術治療的大樓在哪？
「是的，先生。」一陣雲霧。
「是的，先生。」

一個老婦人蹣跚走過
彎腰駝背垂頭喪氣
雙眼失神而空洞……她靜默無語

一個戴著勳章、留著山羊鬍子的高大男子
雙手背在背後
緊緊的咬著菸斗

請問你能不能告訴我
藝術治療辦公室在哪？

　　嗯……能不能請你說清楚一些

請問你能不能告訴我
藝術治療辦公室在哪？

　　高大、留著鬍子、勳章、菸斗、雙手，說：
　　假如你能找到自己的道路
　　這樣會比較好

　　我是 K
　　這裡一定是皇宮
　　這個皇宮是用橡木、山胡桃木打造
　　綠油油的草地，潔白的牆在陽光下閃耀
　　早秋的花朵和聲音
　　人們走動
　　在每個我轉身的地方……我不會久留

　　　　　*　　　　　　*　　　　　*

　　　　在那時，一般住院的時間
　　　　在那時，一般住院的時間
　　　　大約一年多一點
　　　　大約一年多一點
　　　　在那些日子
　　　　早在 HMO、PPO[5]、CFO、CEO[6] 之前
　　　　早在 PruCare、NetCare、Managed Care[7] 之前
　　　　誰在乎——沒人在乎（Who Care-No Care）
　　　　我們在乎

　　　　早在 1992 年 8 月
　　　　之前

　　　　Antoine 的心上插著一把刀
　　　　每個人都看見他的心被切成兩半
　　　　靠近他

---

[5]　譯註：HMO（Health Maintenance Organization）、PPO（Preferred Provider Organization），均是提供醫療照護的選擇方案之一，各有其特定簽約的醫師。

[6]　譯註：CFO（Chief Financial Officer），是政府或企業的財務長，CEO（Chief Executive Officer），公司或企業的執行長。這裡諷刺政府財政官員和醫療保險公司執行者的決策，使青少年的心理療護工作資源緊縮。

[7]　譯註：PruCare、NetCare、Managed Care，指各種醫療保險方案。

你會感覺暴風呼呼的吹著，因為

Antoine 在卡爾頓上城區的圖書館

閒晃

殺時間

四處搗蛋

殺時間

閒晃

他從架上抽出一張專輯

放在唱盤上

戴起耳機聽

「最後詩人」[8] 的吶喊

「你接著將會死亡因為

白人得到了上帝的眷顧（a God complex）」[9]

　　　他聽

　　　他看

　　　想知道

　　　其他人聽得見嗎

---

[8] 譯註：「最後詩人」（the Last Poets）為崛起於 1960 年代後期的嘻哈樂團，作品中關懷種族歧視、貧窮等非裔美國人所面臨的問題。音樂具有強烈的政治意圖，是喚醒非裔美人意識著稱的樂團。

[9] 譯註：此處意指白人受到神的特別眷顧，具有種族優越感。

想知道

是否有人也曾經

在卡爾頓上城區

從架上拿起他正在聽的這張專輯⋯⋯

右旋安非他命（Dexedrene）、安非他命（Amphetamine）、LSD[10]、草（Grass）[11]

這些爛東西都會讓你死得快⋯⋯

接著就該你死

因為，白人得到了上帝的眷顧

憤怒

說得多清楚

叫得多響亮

憤怒

他聽見

好久以來第一次

他感覺內心的平靜

---

[10] 譯註：麥色酸二乙醯胺（Lysergic Acid Diethylamide）的縮寫，美國 1960 年代極盛行的藥物。是一種中樞神經刺激劑，使用者會有視錯覺，改變聲音的聽覺及對顏色的錯覺。病患主觀上會有快感，時間變慢，沒有肉體上的限制，及錯綜的感覺扭曲（參見維基百科全書，http://en.wikipedia.org/wiki/LSD）。

[11] 譯註：大麻的俗稱。

靜止

平和

有人知道

Antoine 心上插著一把刀

那晚，Antoine 晚餐時什麼都沒多說

金髮碧眼白皮膚的父親又要出差

金髮碧眼白皮膚的媽媽心力交瘁

她必須一個人帶 Carla 和 Justin 到許多地方

心力交瘁

義工

教堂

家務事

她沒注意到……

Antoine 一句話也沒說

Antoine 走出家門

口袋裡利落地躺著

兩張小小的票子（stamps）[12]

---

[12] 譯註：是 LSD 的其中一種吸食方式。在約郵票大小的特殊紙上，具有液態 LSD，吸食者吸舔以獲得快感（參見維基百科全書，http://en.wikipedia.org/wiki/LSD）。

他今晚將舔噬

他今晚將舔噬

凌晨一點三十五分

一輛綠色的凱迪拉克

呼嘯的開進巷子

緊急煞車

突然轉向卻仍然

感到重擊，當後輪

輾過 Antoine 的左腿

他沒有慘叫

他什麼都沒感覺到

因為 Antoine 不在那裡

　　　　　*　　　　　*　　　　　*

我看見他

他拄著木杖移動

有節奏的前來

在前面伸展

想要更前進

再往前一步

我打開門

當他還差幾步路時我說

歡迎來到工作室

Antoine 掙扎著爬上階梯幾乎要跌倒

我沒有移動

我站在原地

我開著門

Antoine，我很高興又見到你

Antoine，真遺憾又見到你

Antoine，真高興你沒死

他的心上插著一把刀

我看見他的心被切成兩半

當他蹣跚靠近我時

我感覺暴風呼呼的吹著，

他沒有說話

就像你記得的

你可以在這裡畫畫

你可以做任何你想做的

只要那是關於你的感受

他站著，垂著肩膀

低頭，腋窩靠著手杖

別拿那個爛貨給我

協議一，Antoine

什麼？

Antoine，我們在這裡創作

你可以表達任何事情

不過我要求你不要說髒話

說髒話會造成敵意的氣氛

我們不需要這個

　　別給我那個爛貨

協議二

　　什麼協議

就像打棒球，Antoine

三振你就出局

當然，我知道你想待在這裡……

　　　　　他瞪著我

　　　　怒目而視

　　　嘬著嘴……

　　　　放你的狗屁

　　　　三振出局，Antoine

　　　　明天我們再試一次

　　　　希望明天會好一點

　　　　歡迎你再來工作室

　　　　　*　　　　　*　　　　　*

我把身後的門關上
所以，Antoine，你想做什麼
他放低姿勢坐上椅子
把拐杖放在地上
　　我什麼都不想做
什麼都不想？
　　啥都不想！
你的「啥都不想」要什麼顏色？
　　你該死的聾了嗎？
一出局，
你的「啥都不想」要什麼顏色？

我拿畫布給他
我拿顏料給他
我拿水給他
我拿畫筆給他
「啥都不想」是什麼顏色？

　　「你知道嗎？我可以打爛
　　你的臉
　　用隨便一根拐杖」
Antoine 別威脅我

這會讓大家覺得工作室不安全
你的「啥都不想」要什麼顏色？

　老兄你還不放棄嗎？
　你還搞不清楚狀況
　讓我跟你說白一點
　我一點都不想待在這裡
　你這個受寵的白人

Antoine，我雖是早上出生的
但不是這個早上才出生
你不想在這裡
我不在乎
因為事實是
你不想在任何地方
現在把頭轉過來
聽我說
我想知道
你的「啥都不想」要什麼顏色

Antoine 吐了口水
　一半黑
　一半白
　就像我一樣

Antoine 的心上插著一把刀

每個人都看見他的心被切成兩半

靠近他

你會感覺暴風呼呼的吹著

我做了一個夢

在夢中我開著車

穿過南方

我停下來加油

在阿森斯，喬治亞州

有一隻黑熊在籠中

籠子有十呎長，黑熊

在籠中搖擺走動搖擺走動

搖擺走動

我看著他一會兒

想知道他會不會停下來

靜止不動

可是仍舊

他不停止

他不停止

給我某種幻覺

彷彿他是自由的

時光流逝

一天天、一週週、一月月……一年過去

我沒再見到他

他的臉龐從記憶中逐漸淡去

幾百個日子流逝在一連串的想望

1993 年 12 月

外面的天氣惡劣

火爐的溫暖令人愉悅

因為我無處可去

就讓雪花飄吧，

雪花飄揚，雪花飄揚

我正看著報紙運動版

一開始我沒注意

瀏覽著

我沒注意

這張照片……這張照片……這張照片

標題說金色老鷹隊得三十五分

我看見 Antoine

我看見 Antoine 凌空飛躍

手中緊握著橘色的球

弓著身子凌越在籃框之上

我看到 Antoine……我知道是他

當我們終於互道晚安
我痛恨走在暴風雨中
在那時平均可以住院的日子
比一年還要多一些
現在平均可以住院的日子
比六天多一些
　　早在 HMOs、PPOs、Net Care、PruCare 之前
　　遠在 CEOs、CFOs 之後
　　誰在乎

Antoine 的心上插著一把刀

1995 年 4 月
電話鈴響
「藝術治療工作室
我是 Bruce
藝術治療工作室
我是 Bruce」
靜默無聲

有人掛掉電話
電話鈴響

「藝術治療工作室

我是 Bruce」

靜默無聲

接著——Bruce，我是 Antoine

記得我嗎？

我想要見你

我可以去看你嗎？

第二天

第二天的四點

我聽到金屬階梯上的腳步聲

走向我的工作室

我聽見門開了

哈囉 Antoine

再見到你真好

將近兩年多了

對，我想是兩年前

Antoine 的手深深的插在

黑色皮衣的口袋中

他深色的眼睛周圍紅紅的

我可以為你做什麼，Antoine？

什麼事讓你想到來我這兒？

我們坐了一會兒，什麼都沒說

他盯著地板

我看著傍晚陽光照射著塵土飛揚

他的右手動了一下

從口袋伸出來

從口袋裡拿出來

一張摺著的紙條

他慢慢遞給我

說：

　　我想要你看看

　　是一張黑白

　　一顆心臟的圖像

　　一把刀穿刺出來

　　一把刀切著心臟

　　一把刀剮著心臟

　　一顆心臟的圖像

　　表達在作品中

　　他說

　　他說

　　我媽媽得了癌症

她快要死了
Carla 將離開寄宿學校
Justin 也去了那裡
爸爸從沒回家
我不知道該⋯⋯

我畫了這張圖
讓我想起你，Bruce

他們挑中了我
就像那天我們去挑我們的狗一樣
他們挑中了我
就像那天我們去挑我們的狗一樣
這一定是
搞錯了
我長得一點都不像他們

我說：
Antoine，歡迎來到工作室
歡迎來到工作室
他雙手顫抖
頭低垂著
我看見汙泥
玷汙了他的心

我們靜默無聲
時間到了
他起身
遞給我被玷汙的
心臟的圖像
走了

時光流逝
日復一日、週復一週、月復一月
我聽說 Antoine 媽媽的事
寄了張卡片，然而
卻不見 Antoine

世界改變著
我與我的生命角力
1996 年 5 月
我決定離開醫院
我決定離開俄亥俄州
我決定離開
整個夏天都花在打包
說再見
將一切放手
興奮
害怕

自信的充滿懷疑

我的辦公室
充滿二十二年歲月留下的各種東西
我篩選著我的生命
我丟掉一些東西
我看著一張張的照片
我將一些東西放進箱子裡
因為我需要它們的陪伴
我將一些東西放進箱子裡
因為我沒法將它們丟掉
我將一些東西放進箱子裡
因為我不知道還能拿它們怎麼辦

傍晚的陽光照射進來
光線穿透過能瞭望溪谷的辦公室窗戶，
我想知道這將成為誰的辦公室
它怎麼能夠給別人
它怎麼能夠

抽屜的底層
隨意的摺著
Antoine 的圖畫浮上表面
它問我

你要把我怎麼辦？
你要把我怎麼辦？
我將它握在滿是灰塵的手中
我對一切的打包感到厭煩
我對不停的說再見感到厭煩
我對所有的眼淚感到厭煩

我把這張圖放在桌上
我對自己說明天再想
但是我忘記了
那已是八月底

現在
我坐在
這個新的地方
沒人認識我
我也不認識任何人
當我打開箱子
把書放到書架上
把圖畫歸檔
把我的人生重新整頓
在這個陌生的
山村裡

接著

又是它

塞在

一本書和一盒面紙中

灰塵滿布、充滿汙漬、隨便的摺著

我不想帶它來這

我不想帶它來這

我沒有決定要帶它來

我輕輕的把它撿起來

握著它

我看見那個小男孩的臉龐

我看見那個凌空飛躍的籃球選手

我看見那個跛腳

憤怒的青少年

我看見那個年輕人

黑的⋯⋯白的⋯⋯

白的⋯⋯黑的⋯⋯

我記得

Antoine 的心上插著一把刀

你可以看見他的心被切成兩半

我一靠近他

就感覺暴風呼呼的吹著，因為

Antoine 的心上插著一把刀

進入我漂亮的全新辦公室

全新粉刷的牆

全新的電腦

無瑕的新地毯

我帶著憔悴的畫架

我帶著空白的畫布

我一邊畫畫一邊想：Antoine 會在哪裡

我希望我可以靠近他一點

我希望我會感覺不再有風

吹過他受傷的心

我祈禱 Antoine 的那把刀已經

被藝術偷走了

　　在青少年病患的關係中我感受到強大的力量和負荷；他們的圖像和伴隨而來的故事常常讓人難以承擔。我無法不受他們感動，無法任自己不去感受。但是我不能讓自己因為病患的故事而身心受創或情緒崩潰。我發現在工作中，保護我免於受到心靈創傷的最有效方法就是創作。

3.回應性藝術創作作為一種想像的詮釋性對話

　　當藝術治療師以創作來回應青少年病患或是他們的作品時，這個歷程，將是藝術治療師與藝術家病患投入圖像對話的可能

契機。我將之稱為想像的詮釋性對話，因為藝術家—治療師總是會將自身的感受和想法投射（project）到他們回應給病患的作品之中。因此，在我看來，這是進行詮釋性互動一個有力且真誠的方式。這樣的互動涉及治療師和病患雙方面，並且將加深彼此之間的關係。

Dee 的藍色石頭

Dee 在藝術工作室的起初幾次會談時，顯得相當被動且意興闌珊。她似乎正開始嘗試要畫水彩畫和粉彩畫，當時我正在畫一幅街景。其中一幢建築物有一個巨大且大門洞開的車庫，建築物中一片漆黑（圖6）。

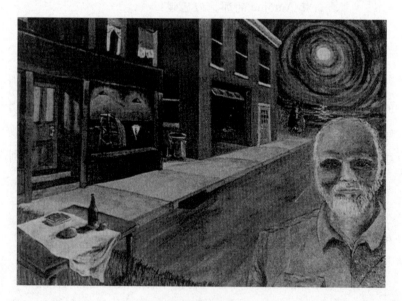

圖6　鬧鬼的街道

當她在塗鴉時，我與 Dee 產生了第一次交會。她朝我看過來，問道：「那裡發生什麼事？」

我離開畫架幾步，回答：「我不太知道……有點神祕，也有點嚇人。我不太確定我喜歡這樣。」

她似乎很感興趣，她又問：「假如你不喜歡，你為什麼要浪費時間畫？」

「這很難解釋，Dee。妳看，對我來說，這些圖像是自己來的。」

「什麼？」

「它們就自己來了。」我說。「我腦中有一個圖像迴繞不去，除非我畫它，不然它不會離開。」

「可是你說你不喜歡。」她說。

「不管我喜不喜歡，」我回答。「這不關喜不喜歡的事，而是關於與這個圖像工作。」

第二天，Dee 對我說她決定要畫畫。我問她想要釘一個畫布還是要畫在梅森奈板上。

「我很想開始，怎樣比較快？」她的聲音聽起來有些急。

「那裡有一些已經打好石膏底的畫板，現在就可以用。」我說。

「那就給我吧。」她回答。

Dee 馬上就開始工作。她調了很深的子夜藍色，把整個畫面都畫滿。接著她用淡一點但是仍舊相當強烈的藍色畫了一個石頭，然後畫了一把銀色的劍刺穿石頭的右邊。最後再加了一兩滴深紅色的血，從石頭的裂縫中濺出來。她在四十五分鐘內

完成了這一切。

　　第二天，當她回到工作室，她把這幅畫放在我旁邊，後退幾步看了一下，做了個鬼臉，說：「遜爆了，這不是我要的。」

　　「Dee，」我說。「這是一幅美麗的作品。哪裡出了問題？」

　　「我不知道，當我退後看時，整幅畫看起來都很平板。我是說，石頭和劍看起來都還好，但是那幾滴血似乎消失在藍色之中。」

　　「我知道妳的意思。我可以給妳一個建議嗎？」

　　她確定的點點頭。

　　「我想那幾滴血需要再多一些加工。也許妳想要再調一下妳剛用的紅色，然後加一些白色的顏料。假如妳強調一下每滴血的右邊邊緣，再輕輕的把粉紅色混色到那些深紅色，這樣那些血滴就會從背景中凸顯出來。」

　　她扮了個鬼臉，「我畫不出來，這樣就好了。」

　　「Dee，相信我。」我說。「我有經驗，試試看。假如妳不喜歡，妳可以再重畫一次，但不要還沒試就放棄。」

　　　　　　　　＊　　　　　　　＊　　　　　　　＊

　　後來，我在當週的督導團體中對同事和藝術治療的研究生提出這個情形。其中一個學生說對於我對 Dee 的作品的評價感到震驚。他很生氣的說我應該接納並且支持 Dee 的任何作品，就像美術老師給她技巧性的建議，而不像藝術治療師。我對他說：你沒有聽到這個過程中我和 Dee 更深層的溝通。我認為這整個討論，是關於 Dee 的自我形象和她的感受的一種象徵性的互動以及一個詮釋性對話，這將使她進入治療的第一階段。我

接著補充：我認為藝術治療師幫助個案成為夠有技巧的藝術家，也是藝術治療師的義務之一。我的朋友David Henley（1986）寫道：「藝術治療師必須準備成為一個藝術家和老師，以及一個治療師。」我說：「不妨這樣想吧，你現在不再像小孩一樣說話，你已經學會以更有表現力的方式表達自己。你的字彙增加，你也學會以更成熟的方式組織你的想法。當然，我接納 Dee 的作品，但她可以藉由學習新技巧使這幅畫更有效地……擴展她的藝術語彙。」

我在這裡所強調的重點相當微妙，但是卻很重要。藉由使病患投入藝術創作，透過創作與病患建立關係，藝術治療師投入了一種想像的詮釋性對話，這些對病患而言都具有某種象徵性意義。某些時候，病患也許會把這些意義說出來，但他們也可能永遠不會說出來。不論是否訴諸言語，意義是存在的。Franklin（1992）對於這種現象有這樣的評論：「與藝術媒材工作就是轉化其物理及象徵上的可能性。因此，藝術可被視為經由積極創造一個物體，對自我持續重組的過程。」（p. 79）

*　　　　　*　　　　　*

第二天，Dee 強調了那些血滴，這些血滴似乎活了過來。她問：「我能不能也對石頭和劍做同樣的技巧？」

「當然。」我說。「概念很簡單，在血滴上的光線從右邊照過來，所以妳只要修飾一下在石頭和劍右邊的光線就好了。」（圖7）

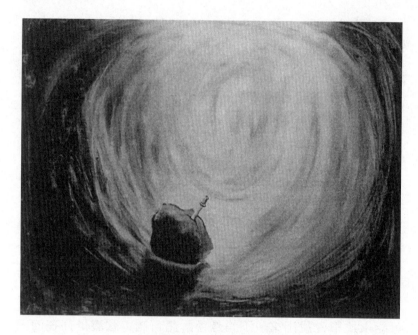

圖 7　Dee 的石頭

　　當我繼續畫我的街景時，Dee 也在畫她的石頭，在這個過程中，我們很少直接去談這些圖像對我們的意義如何。當她說那把劍要貫穿石頭必須擁有巨大的力量時，我則會發出一個聲音代表金屬和石頭撞擊的聲音來回應。當她問到我作品的前景中，桌上所放的東西；我則會反問，要她想像桌上那本書的書名。我想知道觸碰那顆石頭時，是否感覺冰冷。她告訴我那顆石頭溫暖但卻很粗糙。我們用圖像和對這些圖像的想像性回應，來更加了解它們。Dee 從沒有說這幅圖畫對她的意義是什麼，但當她帶著這幅畫離開工作室時，心中充滿驕傲。就像她拿著

一個寶物，要保護、照顧它。Henley（1987）指出，個人的藝
術創作，像是 Dee 的作品，代表著一種對自我完整性的宣告，
「而非進入臨床的分析和解剖，最終被簡化為一連串的症狀。」
（p. 65）

Chapter 5

詮釋青少年
藝術作品的迷思

本章中，我將討論分析和標籤化青少年藝術作品將帶來的
種種問題；我也將提出詮釋性對話的方法，這種方法奠
基於「藝術即是治療的藝術心理治療模式」。

我曾寫過關於我稱為「謀殺圖像」（imagicide）（Moon,
1990, 1995）的問題。謀殺圖像指的是對作品進行破壞性的心理
標籤和分析。謀殺圖像的核心問題可以歸因為藝術家—治療師
以「權威」角色對圖像或作品進行分析，罔顧創作者或圖像本
身。這個破壞性的影響因為衡鑑系統，以及用來解釋病患作品
的各種手冊而更加複雜化。如果說一個圖像的創造本意，是由
於藝術家對生命的投射性解釋，那麼企圖解釋作品的努力，也
將只是解釋者自身的投射。企圖將圖像貼一個標籤或是給一個

固定的解釋，就是我所謂的「謀殺圖像」。

　　與青少年工作的藝術治療師，不可避免會在實務上面臨作品解釋的問題。Linesch（1998）說：「……解釋性藝術治療取向（interpretive art therapy）的爭議相當大。」（p. 54）有一些人認為，藝術治療專業的生存法則在於能夠精準的分析和解釋圖像，以作為診斷之用（Cohen, Mills, & Kijak, 1994, pp. 105-110）。其他藝術治療師也認為解釋圖像是他們的主要工作，他們認為專業的任務之一：就是將病患的象徵性圖像轉化為心理認知架構，作為跨領域的溝通之用。在我看來，這是相當有問題的，特別是青少年病患通常都不願意（或無法）以口語確認或反對成人權威角色對他們作品的解釋。由於青少年本身無法對這些解釋表示意見，因此這些解釋無疑對青少年和圖像造成一種虐待。最能夠快速且絕對摧毀與青少年之間的治療關係的方法，就是以固著的方式將他們的作品貼上心理疾患的標籤，或是加以分析。McNiff（1989）寫道：「在心理學和藝術史上，對於解釋藝術作品有廣泛的誤解和局限。這兩個學門都過度強調以特定的框架來將作品標籤和分類。」（p. 55）以這種方式工作的藝術家—治療師，不論是否擁有病患的配合、參與或同意，他們企圖使自己成為能夠了解青少年藝術作品隱含意義的權威。我認為以此種方式解釋青少年作品不僅不尊重，且終將對青少年及其作品造成傷害。就如 Champernowne（1971）說，從一種語言（藝術）轉化為另一種語言（口語），「一定會導致減損或錯誤」（p. 142）。而這些需要心理治療的青少年早就經驗過夠多因成人所造成的失落和錯誤了！

　　根據我與情緒困擾青少年工作數十年來的經驗，我深信絕沒有比將病患的作品貼上心理標籤、過早給予解釋，或是不顧病患的狀況，以「專家」身分解釋作品，對治療關係的傷害更大。

　　我並不是建議與青少年工作的藝術治療師，絕不要解釋或對病患的圖像投射自身的情感；而是認為藝術作品必須被如其所是的看見，這也就是說各種解釋都是同等重要的，青少年的藝術作品絕沒有唯一的解讀方式。就如 McNiff（1989）所說：「藝術作品就像一個噴泉口，一個接著一個的詮釋，不停的湧出來。」（p. 56）Henley（1997）說：「作為一個受過專業訓練的藝術治療師，我發現自己雖然一直在分析，然而，真正將我定位為老師和治療師的，是我在治療過程中所做的介入（interventions）。這些分析提供訊息，並引導我適當介入的方向。藝術創作的歷程就像一輛車子，它能夠建立治療架構，並且引領我走向需要工作的議題，以及隨之而來的圖像。」讓我再更直接的說，除非藝術治療師極有技巧、並且能夠從引發並尊重多層次解釋的觀點出發，**否則將青少年的圖像給予心理標籤和解釋，就等同於將治療關係畫下句點**。假如藝術家—治療師想要擺脫某個難纏的青少年，他只需要以自大的態度，告訴青少年他作品的真正含義就行了。

　　我的同事曾告訴我一個臨床上的例子，是關於一位藝術治療學生嚴重破壞其與一個青少年的關係的事件。我的同事為了督導一個實習學生，於是去參觀一間私人的精神療養院。在個別藝術治療中，病患是個十四歲的女孩。她畫了一個人，這個人的舌頭誇張的從嘴巴中伸出來。為了回應這個病患的作品，

這位藝術治療學生說她曾讀過一篇文章，作者表示突出的舌頭可能意味著性侵害〔Dracknik（1994），"The tongue as a graphic symbol of sexual abuse"〕。病患怒氣沖沖的離開房間，並且誓言絕不再回來。

在這個例子中，這位藝術治療的學生犯了嚴重的錯誤。第一，她的評論對女孩的作品下了一個病態的標籤。例如：這個圖畫可能表示性侵害。她的解釋使這幅畫的所有可能意義都封閉起來，以致謀殺了這幅圖像。一個圖像可能有各種不同的解釋，性侵害只是其中一種可能；第二，這個學生的解釋是對病患作品過早解釋的一個例子，且這個介入是不必要的。假如這個學生能請女孩做一個畫中人的表情、為畫中人配一個聲音，或是為這個伸舌頭的人編一個故事，這些都將會更有幫助；第三，我的同事說她的學生似乎想要在督導面前「建立權威」。在沒有與病患建立穩定關係前，這個學生想要像「專家」一樣給一個解釋，因而嚴重的損害了她與女孩的脆弱關係。

● 回應性藝術創作作為一種詮釋

我想要為青少年工作的藝術治療師，提供一種促發病患的作品多層次詮釋的工作模式。這個模式以藝術創作作為一種詮釋作品的方式，呈現了如何以真誠且避免標籤化負面結果進行詮釋。回應性藝術創作的過程，使藝術治療師更深沉的進入青少年的世界。這樣的藝術創作強化了同理心，並提供藝術治療師另一種方式去了解病患。而同時，這個過程也成為與病患對

話的基礎。藉由回應性藝術創作，與青少年所進行詮釋性對話的內涵，奠基於人類生存情境以及其圖像的神祕和不可驗證性。Robbins（1982）陳述：「作為治療性的藝術家，我相信人類的認識（knowledge）不可避免的超越語言的限制。」（p. 8）同樣的，Don Jones（引自 Feen-Calligan & Sands-Goldstein, 1996）也曾說：

> 一開始，藝術是為了克服渾沌。史前時代的人創造了藝術的形式。圖像、想像（visualization）、象徵、隱喻、動作和聲音都是全人類共通的「靈魂」語言……（p. 51）

　　我的經驗中，當我以創作回應病患的作品時，他們往往也因此受到鼓舞，並且想要再創作來回應我的作品，也因而又啟發我的靈感再創作。對藝術作品的每個回應性行動，都是對之前創作的詮釋。藉著雙向的藝術性詮釋，營造了多種可能的開放氣氛，並且將促發想像的詮釋性對話。一個圖像引發另一個，這個圖像又引發另外一個，一個接一個。透過這個過程，建立了我和青少年之間的關係。

　　我與 Bobbi 的工作中，提供了如何藉由回應性藝術創作進行想像的詮釋性對話，以及如何從此歷程中建立關係的例子。Bobbi 是個十八歲的少女，在為期兩年的時間中，我們每星期進行一次藝術治療。Bobbi 的精神科醫師原本要向我諮詢，因為 Bobbi 對於治療「非常抗拒」。從各個角度看來，她非常成功

的擊敗了治療師。Bobbi 在一所大型的郊區高中讀高年級，她是家中五個孩子中最小的一個，而他們全都是有行為問題的青少年。

Bobbi 初期的作品是硬質的鉛筆畫，顯得非常緊繃且放不開。儘管技巧很好，但她似乎從中得不到什麼樂趣；而且她完成時，作品看來相當空洞，且缺乏感覺。結束時，她通常會把作品揉成一團丟掉。

有一次，當 Bobbi 談起她的車時，我發現她的表情有一些愉悅。那是一部 1965 年的福斯金龜車。大多數的時候，她是那種相當刻板、防衛且急躁的小孩，但只要她一提到她的車，她的臉上就會有一抹微笑。我與她分享我自己曾經擁有過的幾輛金龜車。「不過，我大學時的那輛 '68 年 Mustang 金龜車仍舊是我心中的最愛。」我說。「在那之後，我大概有過十五部其他的車，但那一部車對我而言仍舊很特別。」Bobbi 咧嘴微笑。

我感覺到鉛筆畫對 Bobbi 沒有什麼幫助，因為她通常畫完後就會把作品丟掉。我對這個狀況的其中一個詮釋是（但我並沒有對 Bobbi 說）：她或許也想把人生的一部分或是全部都丟掉。因此，我建議她改畫油畫。

從造畫框、釘畫布、上石膏底，我一直陪在 Bobbi 旁邊一同工作。我希望藉由投入時間、精力和一些汗水，使她能夠更在乎自己的工作。我也希望藉著陪她完成這些步驟，將會使我們的關係更穩固。

當畫布準備妥當之後，Bobbi 想要知道要畫什麼。我建議她想一想她生命中一個重要的事物和場景。Bobbi 想了一下，說她想到她叔叔曾經擁有的一片田。「是一片他種玉米、麥子的田。

我小時候常常會去，想要一個人靜一靜。那裡總是安靜又平和。」至於重要的東西，她說：「那就是我的車子。」（圖8）

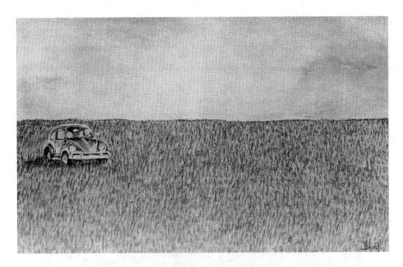

圖 8　Bobbi 的金龜車

　　為了回應 Bobbi 說的重要場景和事物，我決定畫一幅家鄉的街景，至於重要的東西，我也要畫我的金龜車 Mustang。

　　我相信對第一次畫畫的人來說，很快的將背景畫滿是很重要的，這樣就可以擺脫白色石膏底那種光禿禿的荒涼感覺。我問 Bobbi 在田野之上，最遠的天際會是什麼顏色。

　　「是一種灰藍色，陰陰的。」她說。「就像幾乎要天黑了。」（圖8）

　　我協助她調到她想要的顏色，並且告訴她將整個畫布都塗滿。然後，我想像我街景的這幅圖畫相當黑暗，因此我將背景

塗上焦褐色（圖9）。當我工作時，Bobbi 告訴我那天她父親帶
她去買金龜車時的故事。這對她而言是一個暖暖的回憶。

　　有一次，當我在畫街景這幅圖時，Bobbi 說：「你知道嗎，
這個商店讓我想起我之前的男朋友。」

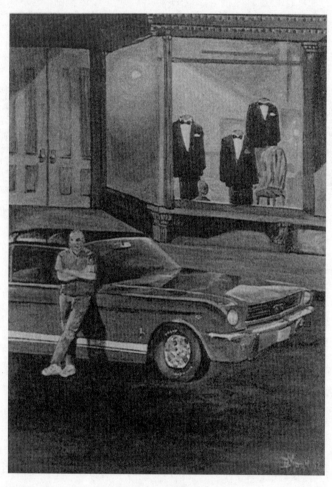

圖9　1968 年

我說：「怎麼說？」

Bobbi回答：「不知道，我猜也許是這些晚禮服，讓我想起學校的舞會。真令人難過！」

「為什麼難過？」我問。

Bobbi眼眶含著淚，但什麼都沒說。

幾分鐘後，我說：「嗯，妳知道嗎，我在想把這些晚禮服改掉。我覺得它們好像不該在這裡。」

「不要，我覺得它們應該在那裡。」Bobbi立刻回應。

「可是它們讓妳很悲傷。」我說。

「沒關係。」她說。「你沒辦法永遠避免傷心事。」

我沒有在言語上做任何努力去連結，或是詮釋她將我的作品和已經與她分手的男友，以及她之前將自己作品丟掉的行為之間的關係。

我看著逐漸成形的車子在田野的中央出現，我問：「Bobbi，妳想這幅畫的標題是什麼？」

她嘆了一口氣，引用 Paul Simon[1]（1983）的歌詞：「假如我的一些朋友和我的車子相像一點，也許就不會離家這麼遠。」

藉由一起創作，Bobbi和我一同投入治療性且具有人味的藝術性和詮釋性的對話。在這幅畫之後，又出現了許多關於車子的畫。她沒有把那些畫丟掉。有時候她的作品為我帶來靈感，有時我的作品引發了她的點子。我們的回應性歷程激發了對作

---

[1] 譯註：Paul Simon 與 Art Garfunkel 是美國 1960 年代重要的二重唱團體，對於民謠復興運動及青少年文化有極大的影響力。耳熟能詳的 "The Sound of Silence" 就是他們的成名作品。

品的無數詮釋，成千上百，具有無限可能性。在這個想像的詮釋性對話過程中，我和 Bobbi 發展了穩固且有意義的治療關係。我不相信這樣的工作能夠藉著口語治療完成。在我的臨床工作中，我知道病患本身對繪畫的詮釋是最重要的。

在 McNiff（1989）的《藝術治療基礎》（*Fundamentals of Art Therapy*）一書中，他引用了 Jean Paul Richter 的詩：「就如同一切生命體，詩化表現的精髓，只有透過再次的詩化表現才能傳達。」（p. vi）針對此，McNiff 寫道：「他（Richter）感覺到美感經驗，必須藉由與之同質的圖像才得以被描述。」（McNiff, 1988, p. vi）

論及青少年藝術治療的詮釋問題時，運用回應性藝術創作進行「再次的詩化表達」具有相當深遠的含義。我曾經一次又一次見到同事和學生錯誤的詮釋青少年的圖像，我也一直體驗到這樣的情形是對創作者和作品的虐待。在我看來，任何以非想像性的形式，將青少年的圖像貼標籤或是賦予心理分析，最終將妨礙與青少年創作者建立真誠的治療關係。

相反的，當藝術治療師以創作直接回應病患或是其作品，將開展加深彼此關係的可能。關係的深化將引發與病患藝術家（patient-artist）之間更豐富且具有想像力的互動，而這樣的互動將建立深入的治療關係。Allen（1995）說道：「一同創作使人與人之間的藩籬和界線消失，並進而創造同理（empathy）和悲憫的心。」（p. 163）

青少年藝術治療診斷中繪畫分析的問題

我一直掙扎於作品分析（interpretation）的問題，特別是對於青少年衡鑑的程序。藝術治療專業中有下列這些診斷測驗：繪畫診斷系列測驗（The Diagnostic Drawing Series）、席氏認知和創造力繪畫測驗（The Silver Drawing Test of Cognitive and Creative Skills）、李維克氏情緒和認知藝術治療測驗（The Levick Emotional and Cognitive Art Therapy Assessment）、樹—房子—人測驗（The House-Tree-Person Test）、家庭動力繪畫測驗（The Kinetic Family Drawing Test）、畫人測驗（The Draw a Person Test）、烏嫚氏衡鑑（The Ulman Assessment），以及其他測驗。在 1988 年時，我和我同事 Debra DeBrular 被問到是否能為短期、以危機處理模式介入的青少年和兒童，發展一套解釋其作品的架構。儘管我們對於這樣的做法充滿疑慮，我們還是發展了一個「投射性藝術衡鑑」（Projective Art Assessment），這個測驗的結果是一份對病患的敘事性（narrative）報告。這個衡鑑受到在醫院的青少年治療工作團隊的大大歡迎。在 1988 到 1996 年中，「投射性藝術衡鑑」成為青少年或兒童入院時標準測驗的程序之一。1993 年，我的同事辭職了，我因此成為這個測驗的主要施測者。儘管我所寫的敘事性報告相當受歡迎，我開始對我的做法感到不安。我擔心自己會因而謀殺病患藝術家的圖像，也擔心自己會為了標籤或是分析圖像，而將圖畫病態化（pathologize）。我開始懷疑，我一直以來到底在做什麼？行政部門和醫院對於

藝術衡鑑感到相當激賞，因為他們能夠因此而得到保險公司的給付；青少年和兒童部門的主任很愛讀我的報告。他說：「就像讀一首詩。」社工說青少年的家屬常常想要見我，因為我好像非常了解他們憤怒、孤獨、受傷的孩子；部門的護士跟我說，他們讀這些報告，以提醒自己這些青少年病患並不真的像野獸。除了我自己，每個人似乎都喜歡我的報告。

　　我感覺自己似乎背叛了這些圖畫，我也似乎背叛了創作這些圖畫的病患藝術家。當我坐在辦公室中，被這些圖像所環繞，企圖想知道一幅畫的意思時，就是在要求這些圖畫轉換為使我感到能自圓其說的想法和概念。我不喜歡這種感覺。我覺得我太快就把自己的詮釋自居為事實，而不去考慮這些也許只是我自身想像的產物。

　　曾有個病患告訴我：「我的畫絕不把紫色和橘色用在一起，因為我在書上讀到一起用這兩個顏色的人是精神分裂。其實，有時候我想用紫色和橘色，這讓我有點擔心。雖然我沒這樣用色，但你覺得我的這種想法，會不會有可能是精神病？」

　　每次當我寫敘事性的診斷報告時，我都與自己的這些感覺進行角力。我覺得我背叛了這些圖畫和這些創作者，但我同時也覺得或許我寫一份被部門內的主任認為「像一首詩」的報告是相當重要的。我想知道假如青少年的父母讀了我的報告後，對他們的孩子有更深入的了解，這樣對這些青少年來說是否有幫助。我也認為照顧這些青少年的護士應該將他們視為人而非野獸。我想知道報告所帶來的這些優點，是否超過我對於自己虐待圖像的疑慮。我自問：我有什麼權利這樣做？我又有什麼

權利不這樣做？

1996 年 3 月的一天早晨，我正在替一個十六歲的少女 Sara 施測。她畫了一幅關於她最近的自殺傾向的圖。這幅圖畫的背景是深咖啡色，她在上面畫了紅色的斜線。她看著我說：「我恨這一切。」

我回答：「這一定很不好過。」

她說：「我不在乎。」接下來的過程中，她再也沒有多說什麼。但我卻被她簡單幾句話中所傳達的絕望，深深打動。因為某種原因，下午當我寫她的繪畫診斷報告時，我怎樣也擺脫不掉我在施測過程中，所感受到的那種悲傷的空虛感受。

傍晚，我撥弄著吉他，她所說的兩句話迴繞在腦海。我開始試著和弦和創作歌詞。

> 她割傷自己的手腕也吞了安眠藥
> 她說自殺才能治好她的病
> 她總是感到無聊，她說人生不公平
> 她恨所有一切，她也不在乎
> 她就是不在乎

當我寫歌詞時，吉他伴奏和一節節的歌詞將我心中沉重的空虛感驅除，我覺得好像能夠感覺到她對這個世界的感受。當我唱著這首歌時，我感覺到與 Sara 有一種奇異的聯繫感。

> 她的名字是 Sara

甜蜜的十六歲

但她一點都不甜美

你知道我的意思嗎？

　　　她什麼都嘗試過了

　　　至少一兩次

　　　她媽媽總是要她

　　　乖巧一點

但她不在乎，她就是不在乎

她開始喝酒

當她十二歲時

爸爸 Kelly 說

她會下地獄

　　　接著她懷孕了

　　　十三歲時

　　　她墮胎

　　　一滴眼淚都沒有流

因為她不在乎

你可以說她很野

是的，你可以說她很野

但她不在乎

十五歲生日時

她離家出走
在這六個月中
沒有人知道她在哪裡
　　她被逮捕
　　在愛達荷州
　　緩刑中
　　法官送她回家
但她不在乎

她割腕
吃安眠藥
她說自殺
會治好她的病
　　她總是感到無聊
　　她說人生不公平
　　她恨所有一切
　　她也不在乎
　　她就是不在乎

　　藉由創作這首歌，我和這個女孩在轉瞬間聯繫在一起。我
知道她很可能一、兩天後馬上就要出院，我很有可能再也不會
見到她。但是這種聯繫的感覺，仍舊很重要。當我彈奏這首歌
時，在那一年中，已經寫了幾十篇的診斷報告。就短期看來，
這一點都不重要，因為這些病患快速的進出醫院，快到往往會

讓我想像在施測的房間有一個旋轉門。這一點都不重要，因為我總是處在一種必須以更短的時間完成更多診斷測驗的壓力之下。在我彈奏這首歌時，我不再客觀的分析她，我不給任何治療建議，也不對她過去所遭遇的創傷給予任何臨床上的描述。我對她和我自己所遭遇的一切磨難，賦予敬意（honor）。我試著與她共處。

當我追溯起來，我相信這是我人生中的一個重要事件。這個事件使我開始澄清我對於作品詮釋問題的想法，這個經驗使我再次相信回應性藝術創作的潛力，並且鼓舞我展開行動、創作並且反省青少年藝術治療的本質。

Franklin 和 Politsky（1992）對於作品詮釋的本質性問題的摘要中，他們堅持藝術治療師必須觀察作品從開始到完成創作的過程。當這個歷程完成時，藝術治療師能夠形成忠於作品和個案的正確臨床印象。讓個案盡量去述說關於作品的一切細節，將幫助藝術治療師達成包含個案觀點的結論。他們同時也注意到這個過程中治療師面臨了隱藏性的壓力：那就是他們必須提供各種診斷資訊以幫助治療開展。因此，藝術治療師處於一種尷尬的位置，他們必須將單一圖像中所包含的多種可能意義轉換為語言，使其他治療領域的同事能了解。

以上所提及的這種壓力是相當強烈的。在 1990 年代，由於醫療照護單位和保險公司的經濟壓力，病患的平均住院時間以及出院病患的回診人數顯著降低，因此藝術治療師被期待快速的進行衡鑑、治療並結案。經濟壓力帶來的是各個機構持續裁員，導致各領域的治療師必須要「證明你有價值，不然就走

人」。通常為了要證明藝術治療師的價值，他們必須以權威的口吻，用很短的時間分析病患作品的意義。

　　大多數形式的作品分析問題在於：他們強制將青少年的圖像轉化為認知上的解釋，將之從視覺轉化為語言的形式。這樣的現象來自於我們的文化，以及心理治療領域中，其主要價值在於將事情「談出來」。然而在我的經驗中，多數精神科裡的青少年病患無法容忍，或是沒有能力以言語直接陳述感覺，這些原因包括：對於自我坦露（disclosure）的恐懼、害怕與藝術治療師建立關係、尚未發展成熟、抗拒以語言表達情緒，以及其他許多原因。不論原因為何，大多數我所工作過的青少年，對於談論他們的感受都感到困難。企圖幫他們解釋作品的意義往往導致挫折、否認和憤怒的沉默。這些反應肯定對治療沒有幫助；然而，我卻發現我得以透過藝術創作與他們建立超越口語的對話。病患創作一件作品，我也創作一件作品作為回應。如同 Ellen Levine（1995）所說，假如我以「敏銳的、想像的、充滿生氣」的態度回應，青少年通常會感覺被理解和確認（validate）。對於這樣的工作，Haeseler（1989）寫道：「我將注意力集中在自己的作品上。而假如這幅作品是關於個案，或是對個案的回應，我和個案將會在具有適當界線和距離的狀況下，產生深度的聯繫。」（p. 71）

　　總而言之，我同意 Cohen、Mills 和 Kijak（1994）的建議：每個藝術治療師應該在自身是否將對病患的作品進行分析的問題上，下一個決定。我堅信藝術治療師必須以開放、熱情、誠懇、彈性和真誠的態度來促發想像性的對話，以幫助作品呈現其多層次意義，而非將之視為單一意義的圖像。

Chapter 6

面對青少年的圖像

我有時會聽到其他領域的治療師表示他們對藝術表現過程的不安。我認識的一位心理師對於藝術治療師鼓勵青少年畫「不適當的圖片」特別感到關切。他相信創作痛苦的或令人困擾的圖像，將引發精神失常。我們對於這個問題有過許多辯論：到底是壓抑還是藝術表達對孩子的傷害比較大？

許多同僚認為不少住院青少年創作的圖像是病態的。這當然表示他們相信藝術作品將帶來或是替代疾病。相反的，我卻認為藝術創作是一種引發悲憫（pathos）的表現，是一種引發悲天憫人的創造性的努力。真誠的表達感受很少會對人造成傷害，但我知道把感受隱藏起來，或是不被允許表達感受，絕對會帶來傷害。

　　這對藝術治療師而言是一個重要的哲學問題。青少年的圖像是一種病態的表現或是喚起悲憫心的表現？這個問題牽涉到藝術治療領域中關於圖像的角色以及圖像分析的兩難困境。藝術治療師如何回答這個問題，將深深影響他在專業認同和實務工作上的每個層面。

　　在一篇發表於新英格蘭藝術治療師協會（New England Association of Art Therapists）年會的論文中，Watkins（1980）描述了六種面對藝術治療圖像的取向。當我思考我自己對圖像的想法時，她的論文非常有幫助。在Moon（1994）中，我曾討論我所見過的藝術治療師所採取的四種風格，但在此我的目的是要提出與青少年的圖像聯繫的三種方法。第一種模式認為想像性的圖像產物是潛意識中衝突素材的外顯表現。這個模式是從Freud學派的心理分析而來，他們聲稱每個象徵圖像皆有其特定意義。在這個模式中，圖像是本我（id）的爪牙，表現了強烈的性驅力和攻擊（aggressive）本能。當藝術治療師以此種取向與病患工作時，他們對圖像的解釋可能會將焦點集中在疾病取向，或是個人失功能的層面上。

　　從這個觀點來看，圖像是疾病或病態的視覺化表現，這樣的取向可能會使作品的詮釋成為一種方程式〔例如：圓柱形往往是陽具的性徵（phallic symbols）、甬道總是意指著陰道的入口，還有其他例子〕。1988 年牛眼樹藝術治療協會（Buckeye Art Therapy Association）座談會的專題發表中，Shaun McNiff 博士對於企圖為圖像解釋建立公式的問題發表了他的評論。他說：「你夢中出現的蛇並不總是代表陽具。你必須小心的稱呼那隻

蛇，因為假如你冒犯了牠，牠也許再也不回來了。」

　　第二種面對圖像的模式，我將之稱為「診斷性刻板心理模式」（diagnostic-psycho-stereotypical），這是以病態觀點面對藝術作品的另一形式。相信診斷性刻板心理模式者認為：患有某種精神疾病的人通常會有相似的藝術表現，也因此能將之分類。有一些當代的作者提出將圖像分類的觀點，這個取向也有一些歷史根源。如 Lusebrink（1990）曾引用 Volmat（1956）早期的圖像分類作為此模式的一個例子；Wadeson（1980）也對於精神分裂病患的作品，提出由五種基本病態特徵所組成的一套清楚的藝術分類。就邏輯上來說，以此種觀點看待圖像的人，將理所當然的藉由對病患圖像的觀察推演出精神疾病的診斷。舉例來說，假如藝術治療師來自診斷性刻板心理模式的學派，當他見到一幅具有精神分裂特徵的作品時，他將推論這個創作者患有精神分裂症。這個診斷的過程是為了將疾病概念化，當一個藝術治療師由診斷者的觀點來看作品，其中一個隱含的假設就是圖像是疾病的展現。

　　面對圖像的第三種模式是在前述病態哲學的另一個極端，這個觀點認為圖像是懷有善意的一股力量。McNiff（1993b）是這個觀點的重要發言人，他認為圖像並不會傷人。這個觀點認為圖像是每個人生命中的善意力量，在我與青少年工作的過程中，我一直與這股善意的力量交會。不將青少年病患的圖像視為受壓抑的衝突力量或失功能的表徵，我將它們視為友善的信使，前來述說自己和創作者的故事。

　　我相信圖像是有生命的。它們被創造，也因而以某種程度

反應它們的創造者，但是它們不僅僅如此。我常常要青少年團體創作一個故事來回應一幅特定的圖畫。每個人的故事都非常不同，而且他們所述說的故事與這幅畫創作者所說的故事更是不同。我相信假如圖像能夠說話，它所說的故事一定又與創作者和其他人截然不同。在一次閒聊中，Pat Allen 對這點提出了她的想法，她說：「Bruce，在我的經驗中，每當我問一幅圖畫它的意義時，我總會得到清楚且明確的回答。」

　　從這個觀點看來，我們也許能將圖像視為隱喻性的導師，能夠教導我們。當我在治療性工作室中與青少年工作時，我提醒自己我所面對的不僅是活生生的藝術家，還有活生生的圖像。不論對藝術家和圖像，我都必須給予深深的尊重。這樣說來，要建立一個解釋作品的公式或是分析的方程式，對我而言是不可能的。在實務中，A 不可能永遠等同於 B。圖像不是必須去除、測量或標籤化的腫瘤。青少年藝術治療的世界擁抱著神祕的模糊地帶，在那裡沒有任何一件事情是絕對的，而這對青少年而言有著無限的幫助。

> 藝術和想像通常只被認為是生命的糖霜，而不是真正的食糧……假如說藝術非但不只是糖霜，而是人類經驗的本源呢？（May, 1975, p. 124）

　　為了將我面對青少年時採取的理論取向說明清楚，也許回顧一些關於藝術創作和健康方面的重要理論會有幫助。在此我的目的不在於完整地探討這些理論的貢獻，而是將焦點集中於

藝術創作對發展健全人格所扮演的角色。就像我一直說的，我相信藝術創作和創造性的表現是與生俱來的健康行為，因此我將以健康而非病態的觀點面對藝術治療的工作。就如同 May（1975）所說：「創造的歷程必須被視為最高層次的情緒健康的表現，正常個體自我實現的表現，而非將之視為疾病的產物。」（p. 40）

● 心理分析取向對藝術和健康的觀點

心理分析（psychoanalysis）的始祖 Sigmund Freud（1949）認為健康意指：愛的能力和進行創造性工作的能力。在心理分析的觀點中，健康的人格是本我（id）、自我（ego）、超我（super-ego）三者和諧共存的結果。「本我」指的是本能；「自我」指的是人格中行動、控制和學習的功能；「超我」意指當個體成長時所發展出的道德觀念。心理分析學家堅信假如人們得到適當的教養，將能發展強壯的自我以解決需求、衝動和道德之間的衝突。

在這個架構下，創造性和藝術性的工作通常被視為神經性補償作用（neurotic compensatory）的活動，或是本我的昇華（sublimation）。從這個觀點看來，圖像通常有病態的緣起。

我不同意心理分析學派對於健康的人格和藝術創作的觀點。我在這裡提出是為了回顧過去的文獻，也是因為其對整個心理學界及藝術治療有深厚的影響。然而，這個心理分析取向的根基絕非我與青少年進行藝術性和治療性工作時所秉持的觀點。

● Adler 學派對藝術和健康的觀點

　　Alfred Adler早年曾追隨Freud。然而他很快的就發現自己不贊同 Freud 強調性在健全人格發展中所扮演的角色。Ansbacher（1956）描述了Adler的信念：他認為社會興趣（social interest）或是與他人的關聯感（connectedness）是個人健全成長的重要目標。因此，Adler詳盡的介紹了一套關於健全人格的人際取向的理論。藉此，他為病理學取向的心理分析理論提供了非常有益的修正。

　　我認為，以 Adler 取向工作的藝術治療師會將藝術活動視為願意與他人溝通的健康表現，而非疾病的表現。

● Otto Rank 對創造力的觀點

　　Otto Rank 也是 Freud 早期的追隨者之一，他同樣也對 Freud 的觀點不表贊同。Rank（1932）堅信健康的人格必須具有實踐自身意志（will）和創造的能力。Rank 認為具創造力的藝術家是人類成長的終極表現，也認為藝術家具有勇氣成為獨特的人。健康的人格意味著有勇氣面對自己與他人的不同，並且有勇氣在各種情境下創造。

　　從Rank的觀點看來，藝術創作是健康的表現。我非常激賞他對藝術家的看法，也同意他認為持續的創造性工作對於心理健康的滋養和維護，尤其對於青少年而言更是如此。

Jung 和陰影

Carl Jung 也是 Freud 早期的跟隨者。他曾是 Freud 的學生，但他最終還是與 Freud 走上不同的方向。Jung 將人視為具有兩面：一面是外顯的，或是有意識；另一面是隱蔽的、黑暗的，通常是潛意識（unconscious）且不可見的。他發展了一套非常複雜的人格理論，引發了原型心理學（archetypal psychology）[1]的發展。稍後，在本章中我們將會討論到。

Jolande（1953）對於 Jung 的理論提供了相當有用的介紹。他認為在 Jung 的模式中，健康和人格發展有賴於陰影（shadow）的開展和表達，並且能夠以有意義的方式整合（integrate）這些潛意識的因素。想像（imagination）被認為是能夠探索和表達陰影面的地方。許多藝術治療師認為自己非常接近 Jung 的取向。簡單來說，青少年通常對於自身陰影面的存在感到相當有興趣。然而，我卻發現與青少年工作時，Jung 的模式通常由於過於艱深，且具有太多抽象概念而很難運用。

---

[1] 譯註：受到 Carl Jung 的啟發，此學派以 James Hillman、David Miller、Jean Shinoda Bolen 為代表人物。原型意指每個人與生俱來的原始心像，藉由集體潛意識（collective unconscious）深植於心靈之中，例如陰性基質（anima）、陽性基質（animus）、母親、神、英雄、智慧老人。此學派著力於神話、藝術、宗教、文學等跨領域研究，重新思考自我、原型、心靈、圖像、病態等當代問題。

● 完形治療的觀點

Fritz Perls 根據他對健康和精神疾病的理論發展了一個治療取向，稱為完形治療（Gestalt therapy）。他堅信個人的成長在於是否能從依賴的關係中解放，並且直接覺察到自身的知覺和感受。

類似 Freud 和 Jung，Perls 相當注意病患的夢。他的治療方法包含在會談中，要求病患將夢中每個部分演出來。這個方法的中心思想在於他認為夢中的每個部分，都代表個體存在經驗中的某個向度。Perls 強調夢中影像與藝術治療師注意繪畫或圖像中的每個細節的觀點相似，我與青少年的工作深深受惠於Perl強調使病患投入與夢中的影像進行詮釋性對話的觀點。

● 溝通分析取向與健康

Eric Berne（1969）發展了溝通分析（transactional analysis）取向的心理治療。他對於健康的中心思想包含了能肯定自我價值、真誠追求自身需要，並且直接且開放的與人互動。從這個觀點看來，藝術創作為個體提供了肯定自我價值的機會，並且展現自我表現的能力。

● 存在觀點與健康

存在心理學（existential psychology）大師 Frankl 和 Yalom 提出他們的中心信念：人具有選擇他們自身行為的能力，因而創造他們自身存在的價值。藉由處理存在的終極議題，人發現或創造存在的意義，這也就是存在心理學的核心思想。

Moon（1995）曾提出：有史以來，藝術的本質在於處理存在議題。青少年在藝術治療工作室中創造的各個作品，幾乎總是在呈現出他們掙扎於孤獨、自由和極度心靈痛苦中，試圖尋求存在的意義。

我在青少年藝術治療的執業過程中所面臨的困境是：心理學理論通常將人類行為過於簡化。Simon（1986）曾寫道：「傳統心理分析將人的一切行為歸因於性驅力。行為主義將一切行為視為古典制約和操作制約的結果。衍生理論（association theory）通常解釋人類的學習行為，簡約理論（reduction theory）則解釋動機。」（p. 103）Simon 認為這是心理學理論的一大敗筆。

對這樣的情形，Sheldon Kopp（1976）評論道：「這是對人類直接經驗以及象徵能力的否定。現代心理學已經失去了對人類生命和成長的肯定，而落入病態心理學及制約反應的框架中。」（p. 24）我與青少年進行藝術治療工作時，是以藝術家—治療師為基礎，並且強調象徵、影像以及人性。這與原型心理學有許多共通點。

原型心理學認為心理（psyche）和靈魂（soul）是同義字，

而圖像是心靈的語言（Hillman, 1975, 1988, 1989; Jung, 1958）。因此當人投入探索影像，企圖將之轉換為作品時，即是投入一種「心理的」（psychological）和「靈性」（soulful）的歷程。在 Moon（1996）《藝術和心靈：藝術心理學的反思》（*Art and Soul: Reflections on an Artistic Psychology*）中寫道，藝術治療家 Lynn Kapitan 曾言：「靈魂何在？它並非有形的物體。藝術家的靈魂是以一種充滿生氣的觀點，看待這個世界，見證了靈魂透過圖像而現身（ensoul）。」我們當前的工作，是將個人重要的生命經驗及時代的共同經驗賦予形象。」（p. xii）我想我在藝術治療工作室中與青少年工作，就是在經歷這樣的過程。當青少年開始創作，他們就是在經驗 Rollo May 的理念：藝術創作是「人類最獨特的特質」（p. 7）。

我與問題青少年工作的理論基礎奠基於存在心理學、深度心理學（depth psychology）[2]、影像心理學（imaginal psychology）[3] 與原型心理學。我認為影像心理學應該從想像力的本質著眼，奠基於對影像的無止境探尋。「對影像的現象學探索，有賴於發現以各種方式去做無止境的想像；每個想像都使另一個想像和個人產生新的經驗。」（Watkins, 1976, p. 151）

Hillman（1988）在其精簡的文本《簡明原型心理學》（*Archetypal Psychology: A Brief Account*）中提到：「原型心理學緣起於

---

[2] 譯註：此取向主要在探討個體內在的意識歷程，與更深一層潛意識的關係。了解並適度舒緩壓抑的潛意識，是心理治療的主要方法。

[3] 譯註：此取向的主要關注是「靈魂」，並且認為靈魂透過影像（夢、繪畫）而展現；因此若要回應靈魂的需要，就必須對影像特別關注。

對影像的研究。影像就是心靈。這就是原型心理學所說：靈魂是由影像所建構而成……」（p. 6）過去二十年來，我與精神療養院中青少年的藝術治療工作就是由藝術、藝術治療，深度、存在及原型心理學交織而成的。我見到了藝術增加了這些青少年病患生命的深度。我在醫院的工作以藝術性的治療關係直接切入人類生存情境中最複雜、痛苦且神祕的存在經驗，這樣的工作是必要的。就如同 Peck（1978）所說：「人們企圖逃避人生必要的磨難，卻往往導致心理疾病。」（p. 133）關於藝術的治療性關係，McNiff（1989）寫道：「儘管我們所採用的藝術方法使我們不同於早期的心理分析師，但我們所工作的領域是相同的。深度的心理學是靈魂心理學。」（p. 3）

　　當我在本書中提到「深度」兩字時，我指的是一種向內的全然自我省察。我認為這種內在的深度探索，是與黑暗面、憤怒、掙扎、墮落相關聯的。這也是存在心理學所說的「存在的終極議題」（the ultimate concerns of existence）（Frankl, 1959; Yalom, 1980）；原型心理學則說這種探尋是對靈魂的探索（Berry, 1982; Corbin, 1979; Hillman, 1989; Lopez-Padroza, 1977; Moore, 1992; Watkins, 1976）；人文主義的深度心理學家則稱之為啟蒙的過程（heuristic process）（Moustakas, 1994）。

　　由於「心理」與「靈魂」是同義字，從字面上的解釋看來，心理學則是研究靈魂的科學。Hillman所提出的心理學革新則源於這樣的觀點，他將自身的工作視為靈魂重整（soul making）。原型心理學企圖闡述關於靈魂的心理學，並且以靈性的觀點看待人類的一切行為。「因此原型心理學既創新又復古：回到傳

統心靈的觀念，卻又提出現今心理學未關注的觀點。」（Hillman, 1975, p. ix）

原型心理學派藝術治療師 Howard McConeghey 寫道：

> 藝術將人類眼睛所見的世界轉換為內心的風景，因而反映了內在的真實。以各種色彩為隱喻，藝術將外在世界再次創造，而這些圖像所隱含的象徵意義，往往反映出藝術家對世界的真實回應。（1986, pp. 111-114）

與情緒困擾的青少年工作時，我企圖只是簡單的接納他們的一切創作。我要求自己投入病患的圖像世界。不論影像中所浮出的是人、事、物，或是感受、想法，我相信作品中所呈現的一切將提供個人轉化和了解的基石。Moustakas（1994）說：「能如實的見到作品，讓人願意去探索作品的本質和意義；能如實的接納作品，將使人願意從作品中學習，並在提出質疑中學習。」（p. 13）

創作和存在心理學是青少年藝術治療的基石。治療過程中最重要的部分是以回應性的藝術創作回應病患的作品。

不可諱言，過去曾經有一段時間我的藝術治療師專業認同奠基於對病患作品意義的分析了解，而不管病患自身是否意識到作品呈現的意義。現在，站在病患和我自己的作品前，我以一種探尋的心，探索其中的力量和奧祕。

Chapter 7

超越言語

每件藝術創作都是經由藝術家、媒材以及周遭的世界三者互動所孕育而生。如同 Lowenfeld 所說：「繪畫和雕塑是一種持續不斷同化（assimilation）和投射（projection）的歷程。經由感官取得大量的訊息，透過自我將之整合，最後再以符合藝術家當時美感需要的形式重新呈現。」（p. 4）

青少年情緒困擾根源的心理創傷幾乎總是感官性的：受到言語辱罵、被打耳光、性器官受到不當觸碰、身體受到暴力攻擊、受到拒絕或剝奪。造成青少年需接受治療的這些創傷經驗通常是視覺、聽覺或動態的感官經驗，因此認為這些創傷能單靠口語的談話治療而解決無異是緣木求魚。事實上，治療的成效往往取決於能否與這些感官經驗工作，若僅僅著眼於口語或

語或是生物模式，將使治療效果大受影響。

　　Pfeiffer和Jones（1981）的研究指出：體驗性（experiential）模式能增進學習效率。不僅使訊息保留更持久，而且其意義也更容易被深入了解。然而遺憾的是，許多治療模式忽略了感官體驗的重要價值，而完全依賴口語治療。Pfeiffer 和 Jones 進而提到口語互動，不僅是探索訊息最無效的方法，而且訊息中的許多重要意義將流失（p. 2）。

　　青少年進行藝術創作的主要目的是自我表達和探索。青少年是動態的個體：他們不斷成長、改變，並覺知周圍的一切。青少年的藝術作品表現了他們對周遭世界的感受、想法、期待、恐懼以及反應，也因此這些作品往往充滿能量、精力和變化。

　　工業革命前，人的生活與周遭環境存有一種創造性的接觸：自己動手蓋房子、做衣裳、種植食物，也自創娛樂活動；然而現今這些創造的需求已經不復存在，僅有少數人自己蓋房子、做衣裳、闢田園和置獸網。休閒生活也成為一種被動的活動：不是轉著電視遙控器，就是在網路上瀏覽。在這過程中，人類失去了身為人很珍貴的部分。

　　治療性的藝術創作需要各種感官的投入。青少年在創作時接觸各種媒材、看到各種色彩、聽見音樂、聞到各式的氣味。在這個大量生產、虛擬現實的網路時代，藝術治療更具有特殊的使命，那就是啟發個體創造的敏感性，亦即 Lowenfeld 所謂的使人「活得幸福又有意義」（p. 13）。

　　深度藝術表現需要掌握色彩和陰影的敏銳度；內在的潛在情緒經由線條而流露；對重量和色塊的平衡，展現了對美感的

覺察力。藝術和感官經驗是息息相關的，藝術創作的核心圍繞著影像、聲音、動作和觸覺。

● 脫　軌

Andy會來到我的工作室，是因為如他所說的──「人生爛透了」。我對他的初步印象是一個不討喜、暴躁易怒的青少年，而且他對於被父母「強迫」來接受治療感到很生氣。Andy去年曾因為酒精和藥物濫用住院兩星期。我們初次見面的前半小時他生氣的窩在椅子上，盯著地板。我試著要跟他談話或是邀請他創作，但他卻不願回應，於是我繼續進行我的創作。當我在畫畫時，他一言不發的坐著。我當時畫的是我和兩個朋友一起射飛鏢的畫面（圖10）。

到了治療將近尾聲時，Andy 問我：「你為什麼要畫那張圖？」

我離開了畫架幾步，但仍舊端詳著我的畫。「我不太確定，Andy。但我想我試圖去畫對我重要的事。」

他鄙視的說：「射飛鏢有什麼重要？」

「喔，我想重要的不是飛鏢，而是那些人。我們曾經很要好。」

「曾經？」他說。

「是啊，可是我們現在似乎分道揚鑣了。」

「那為什麼要畫射飛鏢？」他問。

我說：「我們時常一起射飛鏢，但我想這也跟我們常對彼

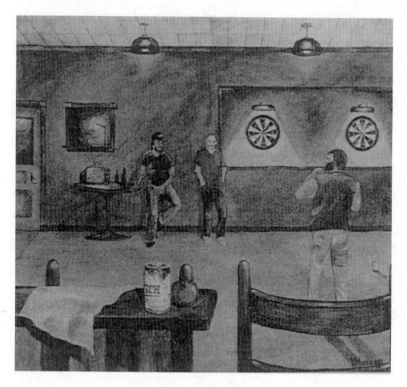

圖 10　射飛鏢

此發飆有關。這有點難解釋清楚。」

「我還是不懂。」Andy說。「要是這件事困擾著你，你幹嘛還浪費時間畫這幅畫？」

「Andy，」我回答道。「就是這樣。對我來說，藝術就是生命。我畫很困難的事情，也畫很棒的事情。」

他靜靜的坐著，過了幾分鐘。他湊近我的畫，說：「我也到過這種地方。」

「我也是。我喜歡這幅畫的其中一個原因，就是我幾乎可以聽到音樂從點唱機中傳出來。」

「我聞到這個小酒吧的味道。」Andy 說。

「聞起來怎樣？」我問道。

「霉味和菸味，好像很久都沒有空氣流通。」

我離開畫架端詳。「我想你說得對。也許我該畫一扇窗子。」

Andy 笑著說：「我沒說要改你的畫。」

「我知道你不是這個意思。不過，我知道我如果想改變它，我就可以改變它。知道這件事很重要。你知道嗎，畫畫有點像人生。如果你不喜歡一幅畫，你可以再畫一次。一直畫到你喜歡的樣子為止。」

「這樣很酷。」

我又畫了一會兒。然後我問道：「你生命裡有沒有什麼你想改變的事？」

Andy 想了一下，說：「我高二，但我卻一點都不知道明年要幹嘛。剛跟女朋友吹了，這也沒什麼大不了。不過總而言之，活著真是爛透了。」

「Andy，」我說道。「講『爛透了』好像有點過分。何不說人生很『嗆』。」他笑了。

「你畫得很好啊，老兄。」

「謝啦，Andy。畫畫對我幫助很大。你想要學嗎？」

「也許。我畫得不好，不過我可以試試看。」

「Andy，大部分人開始畫畫時都很緊張。別擔心，這樣好了，我們今天的時間差不多了，我想從現在到下禮拜，你可以

想一想你要畫什麼。」

　　Andy下星期來時，從口袋裡掏出一張紙給我看。「就是這個，這就是我想畫的。」

　　那是一個穀倉，圖畫的右邊是一棵光禿禿的樹，天空中烏雲密布。

　　我說：「好，看起來很陰鬱，有點像是個下雨天。我幾乎可以聽到風聲。這天溫暖還是冷？」

　　「我猜，有點冷吧。」

　　這幅畫看起來寒冷、孤單又淒涼。我說：「這地方看起來不是個好地方。」

　　他嘆了一口氣，聽起來像呼呼的風吹著。我把他的風景畫放在兩張椅子中間的地板上。「Andy，我喜歡你的畫。它讓我感覺到你對事情的想法。」

　　Andy低頭看自己的畫。「我不知道。」他環視著工作室牆上的圖畫、椅子上的雕塑，還有病患們過去和現在在工作室做的作品。

　　「最近好嗎？Andy。」我問道。

　　「爛透了。喔，我是說生活很『嗆』。」他說。「現在我們可以開始畫畫了嗎？」

　　「不。」我說。「我們今天要釘一個畫布。如果有時間的話，我們可以打石膏底。」

　　他聽起來沒那麼興奮，說：「那要怎麼開始？」

　　我從架子上拉出兩片兩公尺見方的木板，說：「因為你第一次畫畫，我們來挑戰一下。你能不能裁兩條三呎長和兩條四

吋長的木條。」我給他一把量尺和鉛筆。

「這麼大？」他驚呼。

「是啊。我想這樣應該差不多。」

當他開始在木片上做記號時，他問：「然後呢？」

我指著量角器說：「把每個木條的末端切成四十五度。」

我看他有點猶豫的拿起量角器，很顯然他從來沒用過這些工具。他不知道木條和手要怎樣放，好讓他能用量角器去量一個四十五度角，他也不太確定要怎樣才能量出正確的角度。

我什麼也沒說。不過我走到他旁邊，示範如何量角度和如何擺放木條給他看。我把鋸子給他，他有點猶豫的拿起鋸子。「別擔心，不會受傷的。」我說。

「我以前從沒做過。」他頭也不抬的說。

「別擔心，你做得很好。我對你有信心。」

鋸了幾分鐘後，他驚叫：「糟糕，我手被刺到了。」

「沒什麼大不了，Andy。這樣死不了人。」

當他把所有木條鋸好後，我教他如何用砂紙把剛剛切割過粗糙的部分磨平。

「這裡沒人會注意吧。」

「是沒人會看見，不過假如你把它磨平一點，接合的部分會比較平整。假如你這樣做的話，你和我都會知道你做對了。而且，沒有什麼比得上高品質的工作。」

「這樣會花很多時間。」他嘆氣說。「我以為我今晚就可以畫畫。」

我繼續張我的畫布，我說：「Andy，你要學著有點耐心。

釘畫布就是培養耐心。」

「可是店裡不是有已經釘好的畫布嗎？我跟你打賭，我媽一定會幫我買一個店裡釘好的畫布。」

「Andy，假如買現成的，對你有什麼幫助？」

「也許手上會少幾個水泡。」我倆都笑起來。

「Andy，你知道嗎，假如你買現成的畫布，你就會少經驗一些創作的過程。你也會失去機會體驗繪畫的核心價值。」

他以一種不可思議的表情看著我，但仍舊持續工作著。當所有切下來的木條都已經磨平後，我示範如何將兩片木條箱在一起，使釘子能夠釘牢。當他釘完最後一根釘子後，他把長方形的木框舉起給我看。

「現在可以放畫布了嗎？」

「還沒。」我說。「首先我們要檢查一下是不是每一個角落都成直角，然後我們要做幾個支架，確保我們張畫布時，這個畫框不會變形。難道你不喜歡這些木頭屑的味道嗎？」

我們完成這些工作時，Andy 的治療時間也已經差不多了。就許多方面而言，這次的見面為往後的治療譜下了基本的調子。我們的互動通常著眼於當前的工作：釘畫布、創作計畫、技術性的細節、裱畫、懸掛最後的成品。在每一個步驟中，從蒐集需要的工具和材料到將作品簽名、展示，我們關注於當下對作品的所見、所聞、所感，也注意圖像的內容。

Andy 帶著空虛、自我嫌惡的感受而來，幫助他啟發各種感官、投入工作，以建立對自我較正向的感受，是治療的關鍵。自我表現的創作工作，是我為 Andy 所開的處方。一起創作藝

術就是治療。經由創作的過程，Andy體會到藝術表現所帶來的治療性力量。此外，透過對材料及媒材的嫻熟掌握，他發展了一個較真實而正向的自我概念。

　　他在藝術治療工作室中所創作的最後一幅作品，呈現了這樣的成長。那是一幅 24"×28" 的小幅作品。這幅畫是一個沐浴在強烈光線下的老房子。畫中沒有交代光線的來源，我想這幅畫是對於工作室的一個回顧（圖 11）。

　　當我看著這幅畫時，我感到隱約的孤寂，但也同時感到一種希望。我說：「哇，我喜歡這些樹。這些樹給了畫面一種寬闊感和深度。」

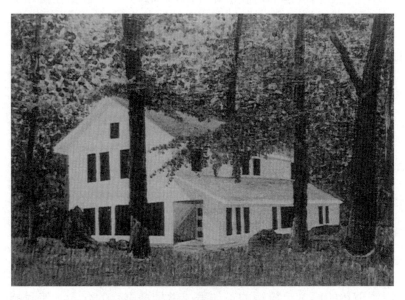

圖 11　廢棄的房子／工作室

　　他看著我說：「你知道我花了多少時間畫那些葉子嗎？」

　　我說：「不知道。」

　　「好幾小時！」他大聲說。

　　「你好像很認真呢，Andy。」

　　「沒什麼比得上高品質的工作，Bruce。」

　　Andy花了幾次的晤談時間才完成這幅畫。有時他畫壞了，感到挫折，但總是能夠再次修正，一直到滿意為止。我想這樣的歷程也說明了 Andy 內在心靈的轉變：他在一次又一次的角力中，逐漸學到將自己與「高品質的工作」連結在一起。儘管有時因為畫壞了而激動發怒，他還是能夠讓自己停下來，回到自己，並且再次建構自我形象（self-image）。不管是在畫布上還是在鏡子前，他學會了去喜歡他所見到的。

　　這樣的工作在口語性的治療中，也許是無法達成的。透過創作，Andy 經驗身體各種感官，而與自我交會。我並非看輕口語溝通的治療性功效，當然口語有其影響力。但我想強調的是，我認為 Andy 的治療工作與感官性的創作經驗息息相關。而只有在工作室的脈絡中，我們的關係才可能產生。如果沒有視覺和嗅覺，沒有手上的水泡和刺傷，一切都會大為不同。

　　對 Andy 和其他許多青少年而言，在創作的技巧和風格上掙扎是很重要的學習。在 Andy 和我的關係中，我一直堅持要他以能彰顯材料和工具價值的態度去使用它們。作為一個藝術家—治療師，我與 Andy 的感官、影像、歷程、媒材及其看待周遭環境的態度，持續的工作著。這種多層次的介入，使我能夠以老師、諮商師、旁觀者、評論者和支持者的角色與他互動。

Chapter 8

青少年藝術治療
的四個階段歷程

為了對青少年藝術治療進行了解，我們必須有一個有系統的圖像或是基模（schema）。這個圖像必須夠明確，才能發揮指引的效果；卻又同時必須相當廣泛，才能涵蓋個別差異。在臨床工作的過程中，我發現將治療的旅程劃分為不同、卻相互交疊的四個階段相當有幫助。當然，讀者必須謹記在心，只有少數青少年順著我所提到的這個線性改變歷程，逐漸好轉。現實的情況是：在藝術治療工作室中，這個歷程往往不是線性而是螺旋狀（spiral）的。大多數的青少年，在起起伏伏的流動中逐漸成長。

關於藝術治療的歷程有許多不同的說法，讓我感到比較自在的是以下的模式：(1)抗拒（resistance）；(2)發想（imagining）；

(3)投入（immersion）；(4)放手（letting go）。

　　我所認識的藝術家也從他們的創作歷程中觀察到這四個階段。當藝術家面對空白的畫布，他們通常覺得不知所措。這是一種自然的抗拒，一種慣性，一種恐懼和擔憂，伴隨著他們在畫布上揮灑出第一筆。當工作開始時，圖像在畫布上顯現，藝術家開始對於他將往哪裡去有一些想法。隨著工作逐漸推展，他開始覺得興奮、充滿能量。作品快要完成時，創作者會有一段反思的時間，並且感覺到自己擁有（ownership）這幅作品。最後，當作者在作品上簽名時，藝術家體認到作品即是自身生命的某部分寫照，然後將之放手（let go）。我要再次強調，這樣的歷程很少是線性的。有時，一幅剛開始感覺很好的畫，也許會需要重畫。或者，當藝術家將要簽名時，新的圖像出現，這幅作品的重要部分也許就需要重新工作。

　　試想像藝術性的治療旅程是螺旋形的，隨著抗拒、發想、投入、放手這四個階段而開展。

● 抗拒期

　　與青少年工作的藝術家─治療師，必須對於青少年常有的一些抗拒，做好心理準備。這些抗拒，標記著治療初期幫助青少年投入治療架構時所面臨的困難。Rinsley（1980）指出，這些可預期的抗拒，只有被放在當今大多數青少年面臨的文化困境的脈絡中，才能被全然了解。「那就是，他們發現自己深陷於依賴的兒童和成熟的大人之間。」（p. 6）Rinsley斷言，這個

困境影響了青少年所傳達給藝術治療師的隱喻的內容和形式。

　　一般說來，青少年對於接受治療的觀點是由以下各種信念、行為和態度所組成。

　　第一，我在醫院和私人執業的臨床經驗中，大多數青少年不了解他們為何要接受治療。在大部分的案例中，他們多是從父母、師長或是少年法庭轉介而來，而且他們對此充滿憤怒。現實的情況下，他們多是被強迫進入藝術治療，或是其他心理治療室。Rinsley（1980）註記：「自己也許生病了，或是有心理疾病的這個想法，對青少年而言是相當令人憎惡的。他們通常對於任何建議回之以敵意。」（p. 7）治療師對於青少年這種初期的敵意必須能坦然接納，並且以建設性的方式面對。處理這些抗拒的一些策略將在稍後提及。很重要的是，治療者必須接納這些憤怒，並且不要以為這些是衝著自己而來（take it personally）。Moustakas（1974）認為，抗拒是病患自我保護的一種必要形式。的確，假如青少年在治療的初期沒有抗拒或憤怒，反而令人擔心。

　　第二，藝術治療師必須了解到自己「大人」的身分。通常青少年因為曾經受到大人的傷害，而使他們認為：所有的成人都可能傷害他們。可以預期的，在治療中，青少年會將治療師視為父母（parental）的角色，而將所有對於父母和其他權威角色關係中的困境和強烈情感，與治療師連結在一起。此外，即使是健康的青少年都會相信他們自身的經驗、感受、想法是獨一無二的，所以大人是無法了解的。因為藝術家—治療師也是大人，青少年的這些曲解的概念，必須被重新框架和處理。因

此讓青少年最終開始看重藝術治療師的價值是相當重要的。為
了能夠與青少年接近，許多藝術治療師刻意改變自身的風格或
行為，但這些努力往往會被青少年視為膚淺的操弄。

　　Rinsley認為，青少年會強烈的預感三種將發生的主要創傷：
「(1)大人會懲罰和傷害他們；(2)大人會拒絕或拋棄他們；或者
(3)大人會用行動證明他們不是完美無缺、是會犯錯的。」（p.7）

　　第三，我的經驗是，為證實上述Rinsley所提出的這三個主
題，青少年會企圖以各種方式抵銷或看輕治療師所做的努力。
最後，病患將很可能會視治療性藝術工作室的架構為敵人，為
了在這場遊戲中獲勝，藝術家—治療師是他們的對手，必須要
打敗他們。

● 青少年在藝術治療中的抗拒

　　青少年病患通常會視藝術家—治療師和藝術工作室為他們
必須打倒的敵人。青少年的兩難困境可以被簡化為一個根本的
問題：如何解決他們的成人對手。最終，青少年會採用常見的
幾種抗拒模式，其基本目的，在自己展現否認(1)困擾行為的模
式；(2)困擾行為的後果；(3)環繞著這些困擾行為的內在的情緒
經驗。

　　處理青少年抗拒行為的重要面向，在於藝術家—治療師了
解到這是治療旅程中不可避免的階段。Moustakas（1974）主張：
抗拒是病患為了保護內在自我的完整。儘管對藝術治療師而言，
抗拒行為通常都不令人愉悅，但對青少年而言，卻是絕對需要

的。假如藝術家—治療師能夠將青少年的這些抗拒行為視為一場藝術表演，這樣會相當有幫助。因為當治療師能將這些行為視為一場戲劇，他將能夠自由的觀察這場表演的意義，而不陷入反治療（counter-therapeutic）的戲碼之中。

　　第二個面對青少年抗拒的重要面向是：辨識出青少年正處於抗拒之中，而這些抗拒往往以各種外顯和隱微的行為作為掩飾。

　　第三個以治療性的態度處理青少年抗拒行為最重要的層面是：能夠辨識出抗拒的主要模式，因此藝術家—治療師能夠計畫有效的治療性回應或是介入。

　　最後，我還是要重申：假如我們能將抗拒行為視為治療旅程中對青少年絕對必要的一部分，進而以一種觀看表演的態度觀察，這將使我們能更自由的思考這場表演的意義，而不會以為這些行為是針對自己而來。當美國藝術治療的先鋒之一 Don Jones 擔任哈定醫院輔助醫療（adjunctive therapy）部門主任時，他一再對部門的同仁強調「永遠回應（response），但不要反擊（react）」病患的行為。這對於與青少年工作的藝術家—治療師而言是一個很好的提醒。Robbins 和 Cooper（1993）提出藝術治療工作室對病患而言，是一個重要的包容性環境（holding environment）[1]，在這個環境中，他們能學習忍受失落的焦慮。

---

[1] 譯註：包容性環境為英國兒童精神分析師 Winnicott 所提出的概念，意指創造一個穩定持續、有架構的環境，使個案能感受到安全和信任的包容性（holding）經驗。這個環境將有助於個案回到較原始的生命狀態：哭泣、情感宣洩（vent）、移情（transference）、退化（regress），使治療能夠開展。

　　Rinsley（1980）描述住院青少年為了打擊治療架構，所採取的十四種行為模式（pp. 8-17）。但在治療性藝術工作室中，我觀察到為數較少典型一再抗拒的行為。這些青少年常用的模式如下：(1)反叛（rebel）；(2)我在群內（in-crowd）—你在群外（out crowd）；(3)順服投降（compliant surrender）—我會做任何你要我做的事；(4)逃跑—來抓我啊（running away/ catch me if you can）；(5)做我的朋友—你是唯一了解我的人（be my friend / You are the only one who understands me）。

1. 反叛

　　反叛也許是最常見的抗拒行為，然而這也是最難以處理的抗拒行為之一。因為反叛不僅常常出現於需要心理照護的青少年，也出現在一般青少年之中。因此，藝術家—治療師必須竭盡所能了解青少年反叛行為的本質，才能夠辨識出哪些反叛行為是失功能的表現，哪些相對來說是正常的。

　　企圖用叛逆來打擊治療架構的青少年，會製造一連串混亂和破壞，以癱瘓工作室的運作。這些出軌的行為會以各種方式展現，如：破壞性的爆發、誇張的表現憤怒和負面情緒、裝模作樣、破壞環境、以侵略性的態度對待他人，以及其他失功能的各種行為。這些反叛行為也許會持續被使用，或單獨、或相互交替地連續使用。

　　這些過度叛逆的青少年所要傳達給藝術治療師的隱含訊息是：「我要破壞並且搗亂你和工作室。我要使你無法維持這些

架構，因此我才能使注意力不要放在我的內在問題，這樣我才能在掌控之中。」

Rollie 的反叛

　　Rollie一開始到工作室的樣子，往往使我聯想到一場戰爭。他用顏料和畫筆的方式，就像在打一場仗。他會把大量顏料直接潑灑在巨幅的三呎見方畫紙上，他只是在紙上塗抹、揮灑、擠壓，完全不聽我的任何建議。Rollie總是很快就畫好，從不曾花時間慢慢的畫細節。就像他所說的：「我才不跟你在這胡搞，所以你最好別管我。」

　　起初我以為 Rollie 的作品是一種情緒的宣洩，而且這種直接的表達，也許對他有幫助。但隨著時間過去，我漸漸開始有不同的看法。他有一種把空間填滿的辦法，使別人一點都沒辦法靠近。他以一種狂熱、混亂和堅定的態度完成這一切。我注意到，不僅我會避開他，工作室裡的其他孩子也敬他而遠之。我開始認為他運用顏料的方式，是一種過度浪費。簡單來說，他在工作室的一角，創造了一個隨心所欲的混亂空間。

　　經過幾次的工作，我決定開始介入。一個下午，當他進入工作室時，我說：「Rollie，我一直在思考你的創作。你知道的，你一直有一些畫畫的獨特方式。你只用廣告顏料跟圖畫紙，但我有點擔心。」

　　他懷疑的看著我，說：「這樣有什麼不對嗎？」

　　「嗯，Rollie，你知道廣告顏料會隨著時間而毀壞，而且紙也很脆弱。我想也許我們可以試著釘一個畫布，然後也可以用

壓克力顏料。」

「才不要。我要怎樣就怎樣。」

「Rollie，我知道你喜歡用你的方式做事。不過我真的相信，就藝術層面來說，你最好試試用其他的媒材。」

他不以為然的說：「我說不要就不要，別說了。」他轉身又去撕整捲的海報紙。

Rollie 拒絕按部就班的釘一個畫布或是打石膏底，明顯的是一種抗拒。此外，他一直將蘸滿顏料的畫筆留在水槽中。有一天，我正打算跟他說畫筆不洗乾淨，會毀了畫筆。Rollie踢了一下椅子，把裝滿水的咖啡罐打翻在桌上。

時間一天天過去，但 Rollie 在工作室的狀況並沒有改善，他進到醫院來治療的主要問題，也沒有進展。我開始以一種彷彿觀看戲劇表演的態度，思考 Rollie 和我在工作室的互動，企圖了解我是否忽略了一些重要的線索。這個反叛、充滿憤怒的男孩，似乎藉著行動及圖像創造混亂和自我孤立的環境。我決定以不同的方式接近Rollie，我想要改變我在這場戲中的角色。不願成為他憤怒和破壞的受害者，我決定扮演包容者和引導者的角色。我希望能給他的是接納、架構（structure），以及關係。

一天下午，當他進入工作室時，我說：「工作室將有一些小小的改變。我對於你現在的狀況不太開心，我想幫你一下。」

「我一點都不需要你的幫忙。」他不屑地說。

「嗯，我不太贊同你，Rollie。但是不管你喜不喜歡，我想要跟你一起工作一會兒。」

他開始準備顏料和畫筆。

我說：「Rollie，你今天將不需要這些東西。我一直都在想關於你的事。我想也許你有一些很棒的技能，但是你沒有好好運用。」

他瞪著我，「你這是什麼意思？」

「我沒有特別去數，不過我想你大概已經畫了至少十或十一幅這類的畫。從我的觀點看來，不是所有的作品都畫得很好；而且，從技術上來看，你犯了很多錯誤。你知道嗎，你應該看看 Jackson Pollock[2] 的作品。但更糟糕的是，你似乎一直在做重複的事。」

「不關你的事。反正也沒人在乎。」他含糊地說。

「我在乎，Rollie。」我打斷他。「這感覺就有點像你讓一個不會玩吉他的人彈你心愛的 Fender[3] 吉他。」（我知道電吉他是他生命中最重要的事。）「他們可以撥弄琴弦，發出很多聲響，但是那並不會是音樂。」

他看著我。「這是不是你對我的畫的想法？」

「是的。」我說。「它們還好，不過它們不是那種你會創作的音樂。所以我們先把廣告顏料放一邊，開始工作吧。」

這個故事中，Rollie 展現了許多反叛的抗拒行為。他濫用顏料、藉著侵略性和混亂的態度據地為王。拒絕藝術家—治療師的任何建議和支持，用攻擊性的髒話與人保持距離，並且依賴安全且重複的藝術形式創作。這些行為的背後動機是使他能與

---

[2]　參照第四章註釋 3。

[3]　譯註：美國電吉他中的知名大廠牌，以音色甜美清脆著稱。

大人（我）保持距離，並且破壞工作室的架構。假如他能夠成功的運用這些反叛性抗拒，他就可以將焦點集中在他的外顯行為，而非導致他住院的內在感受。儘管幾乎所有的青少年都會耗費極大的能量來攻擊治療性架構，他們也同時很強烈的希望被照顧、被包容，以及被治療性的架構所保護。這是叛逆青少年的兩難困境。

2.我在群內—你在群外

　　成群結黨，是治療機構中的青少年通常都會運用的強有力的抗拒行為，他們藉此行為以抵銷（neutralize）藝術治療工作室中的治療架構。這種我在群內—你在群外的抗拒行為，是在治療環境中建立一個小型而排外的次團體，以影響或排拒病患—治療師之間的互動，避免建立關係。不可避免的，青少年將他們自己設想為在群內，而成人的藝術家治療師則是在群外。接著青少年會將興趣及注意力（移情）投注於他的友伴，因此排拒大人的照顧。群黨的形成是一種領域性的表現，也時常成為反叛行為的催化劑。「群內」的青少年有時包含了所有工作室的成員，有時則僅限於一對一的關係。這種結黨現象的負面影響，是它在成員間形成了一個祕密團體，而治療師卻被排拒在團體之外。

　　「我在群內—你在群外」的抗拒模式，主要奠基於青少年認為大人不會了解他們、也不會幫忙他們的迷思。其中隱含的訊息是：「由於我不信任大人會幫得上我任何忙，所以我只跟

我的朋友好，我相信他們會懂我；而且我要把大人排拒在我的人生之外，因此才能證明他們一點用都沒有。」藝術家—治療師在工作室中與結黨成群的青少年工作時，將感受到強烈的不安。可能他一進入工作室，團體就忽然陷入安靜。他將接收到時而強烈或時而含蓄的冷漠、拒絕的訊息；有時，也明顯的感受到有一種「離我們遠一點」的壓力。治療師因應此種抗拒的重要態度是：不要將此種不安的感受歸因於個人。並不是只有藝術治療師才被排拒在外，大多數（甚或是全部）的大人世界，都被青少年排拒在外。

　　一般說來，對於成群結黨、排他的男女朋友關係，或是其他緊密的一對一關係，治療師都不應鼓勵，並應該積極介入情感過於強烈的群黨關係。這樣做是由於這種成群結黨的關係往往會影響工作室中的治療架構。

　　治療師之所以要介入成群結黨的關係和強烈的排他性關係的原因在於：這樣的關係，往往會使青少年逃避面對自我概念、被拋棄和失去控制等需要處理的核心問題。強烈的次團體（sub-group）和親密關係將形成防護鏡，使青少年不去感覺自身不適當或能力不足等種種感受。這種在「群內」以及男女朋友的關係，也容易使青少年逃避失落和被拋棄的感受。重點是，這些強烈的關係，使青少年免於感受面對內心衝突議題的痛楚，也因而使這些議題無法進入治療歷程。

　　為了能有效處理青少年這種成群結黨及一對一關係的抗拒行為，治療師必須了解以下兩個層面（必須強調的是，治療師要盡量簡化地處理此現象。當工作室的一切運作都很順利時，

才能以比較複雜的方式介入）。首先，治療師必須了解這種成群結黨及一對一伴侶關係是以共生方式（symbiosis）[4]展現抗拒。儘管每個青少年擁有各自不同的問題，但卻有一個共同點，那就是他們沒有足夠的力量處理內在的混亂騷動，而這些騷動會透過藝術治療被引發。當青少年開始經由所創作的圖像和物品，面對自我的內在生命，並經驗到治療架構的包容性時，治療師和病患便可以觸及以上所提及的核心議題。面對此狀態，青少年的焦慮程度通常會升高到幾近驚慌的程度。此時，青少年往往會運用友伴或是強烈的情感關係，以吸收這種焦慮。於是這種排他的關係成為他們在工作室中的主要互動，以取代面對治療的核心議題。

　　這種友伴和男女朋友次團體當中強烈、侵略性的依附性情感，掩飾了青少年內在的不適當感受，也逃避了面對分離—個體化[5]的重要議題。這種安全感的假象帶來「我的朋友會照顧我」和「有人愛我」的信念，也使他們忽略了自身更深沉和痛苦的存在現實。

---

[4] 譯註：共生方式為客體關係理論的重要概念之一，說明人在心理發展上，如何區隔自己與他人的發展歷程。Mahler 和 Clair 觀察三歲前嬰兒與母親的互動，並將之分為四個階段。共生方式是第二階段，發生於出生後第二個月至第六個月，嬰兒非常依賴母親，似乎期望著在情緒上和母親維持高度同步的狀態。若個體受到心理創傷，無法繼續走往下一個階段分離—個體化（separation-individuation），則其與客體的關係將會停滯於此（fixation），成為日後人際關係的基本模式〔參閱 Hamilton, N.G. (1998). *Self and others*. NJ: Aronson〕。

[5] 參照第二章註釋 1。

　　「我在群內—你在群外」動力中，另一個常見的現象是分裂（splitting）[6]。青少年將世界分成群內、群外，通常這樣的狀況會有突然的變化：有時這一秒鐘沒有人可以對團體說任何壞話，忽然下一秒鐘沒有人可以說任何好話。這是因為他們的同儕常常被過度理想化或過度貶抑。典型說來，治療師通常因為是大人而被歸類為「群外」，但有時也可能因為「過度理想化或過度貶抑」的現象而被視為同儕。

　　處理青少年次團體的第二個層面，是關於治療師本身對這些強烈情感的主觀想法和感受。藝術家—治療師必須覺察自身對於被包容、被排拒，以及關於性別的各種感受，並且了解到這些感受對於回應次團體可能造成的影響。如果這些感受沒有被適當的處理，藝術家—治療師將會以否認（denial）或是過度放縱的模式來回應。

　　否認次團體負面影響的藝術家—治療師，基本上就是無視於工作室中所發生的一切。在這種情形下，工作室將缺乏督導。要有效的處理青少年問題所須具備的信念之一是：**假如作為一個成人治療師，你對於青少年的行為沒有任何意見的話，青少**

---

[6] 譯註：分裂是嬰兒用來保護自己的一種機制。分裂意指分離或隔開感受以及自體的各個面向。嬰兒藉由分裂自我及其客體，使成為較可被處理的各面向，而保護自身；也就是說，藉由分裂而使之成為好面向和壞面向，使它們各自分開（Ogden, 1983, p. 229）。例如：成為愛的客體與滿足的自體、恨的客體與挫敗的自體等等有好的客體、壞的客體（參閱 Michael St. Clair 著，陳登義譯，〈客體關係與自體心理學〉，http://www. socialwork.com.hk/psychtheory/18/Object_Relations_and_the_Psychology_of_ the_Self_chapter03.htm）。

年會假設你贊同他的行為。然而，一個否認現狀的治療師，將無法聽見或對現狀做出他應有的回應。治療師不僅會忽略了有敵意的或黃色笑話和評論，甚至有時候還參與其中。在治療師的否認之下潛藏了一個重要的意義：否認是對於青少年可能展現嬰兒式憤怒（infantile rage）的恐懼。這種嬰兒式憤怒可能因為被要求延遲滿足，或是被期待處理自尊、失去控制和寂寞等隱含議題而引發。

另一種藝術家—治療師必須覺察到關於否認次團體的形式，與青少年的嚴重疾患和失功能有關。轉介住院或是日間留院的青少年，情況常常極度不利，他們眼前通常還有一段漫長且艱難的路途要走。藝術家—治療師必須誠實地面對青少年的診斷，並且覺察身為治療者的不適任感受。他們不該因為被青少年融入次團體，或是因其他「特殊關係」所帶來表面上的進步而眩惑。儘管青少年可能因為在次團體中發現合適的位置，而顯得比較合作且較少破壞性，但這並不是長久的改善。換句話說，假如青少年能夠跟同儕建立真誠有意義的關係，或是能夠真正的投入愛情，那麼他就不應該來藝術治療工作室。

總結而言，我對於「我在群內—你在群外」的抗拒行為的取向很保守。假如我一定非得選擇的話，我寧願傾向於採取行動和打斷，也不願過度溫和。由於自身未解決的衝突，很多藝術治療師對於處理這樣的情形感到很棘手。不論如何，不採取因應對策將可能帶來許多危險。假如允許病患將其情緒能量和注意力集中於次團體或男女朋友，那麼治療的效果將大為減低。藝術家—治療師對於工作室中成群結黨或是成對的排外團體的

情形，應積極介入，假如忽視了這個現象，他們將進而產生其他外顯行動。

Tiffany 的幫派

　　Tiffany 在住院幾週後，進到藝術治療工作室。她今年十四歲，漂亮、精明、隱約地有些敵意。在進到工作室之前，她對治療團隊中的所有成員都採取敬而遠之的態度。她已經不是第一次住院了。在到哈定醫院之前，她也曾經在其他精神療養院中住院過兩次。她的主訴問題是濫用大麻、對母親的強烈依附、性關係混亂、和幫派往來活動。Tiffany 也有許多反社會行為，包括：破壞公物、竊盜、侵犯人身自由。

　　她與治療團隊和同儕的互動模式主要有兩個層次：在膚淺、憤怒以及挑釁、引誘的兩種模式中轉換。這兩種方式都使她能成功地避免與人建立真誠的關係。

　　她到工作室的第一天，這兩種模式都很清楚的展現。當我幫她開門時，我聽到 Tiffany 問旁邊的朋友說：「那我們要怎麼做，才能當老大？」當她到工作室的門口時，她帶著敵意、嘲弄，冷冷地看了我一眼。我自我介紹：「Tiffany，我是 Bruce，我是一個藝術家。歡迎妳來到工作室。等我幫大家安頓好之後，我會帶妳在工作室中繞一圈。」

　　「喔，別麻煩的。我自己會搞定。」她說。

　　我沒回應。幾分鐘後，我發現 Tiffany 與其他三、四個人同坐一桌，她用色鉛筆畫大麻葉。通常，我不允許青少年在工作室中描繪毒品，或是施打用的器具，因為這創造了一種負向的

氣氛。

當我靠近的時候，引起一陣騷動。「我很高興妳找到喜歡的媒材，不過我希望妳能重新開始畫。妳知道，在工作室裡，我希望大家能投注在重要的事情上。」

她看著我，說：「所以你希望我做什麼重要的事？」

「嗯，關於妳的感受的一些事。」

這在團體中引起了一陣竊笑。Tiffany 環顧她的同伴，暗中集合支持的勢力。「他在說什麼？」她問其他人，她的同伴一陣大笑，我一下就臉紅了。我對 Tiffany 感到生氣，而且對於工作室那些我已經建立關係的人，感到一陣被背叛感。她的進入似乎使團體退步，而且我之前的苦心全白費了。我明顯地被隔離在團體之外。

第二天，Tiffany 參加同事和我共同帶領的表現性藝術心理治療團體。這個團體是六個少女所組成，加上我的同事，也是女性，還有我。這團體的繪畫主題是「畫一個在照鏡子的你」。Tiffany 立刻拿了粉彩，畫了一個裸體的自己，站在全身穿衣鏡前（圖 12）。在她的圖畫中，這個人拿著一條毛巾，似乎要擦乾頭髮。這幅畫有一種情慾和感官的特質。當每個人畫完畫時，團體聚在一起分享彼此的畫。輪到 Tiffany 說話時，她說：「嗯，這幅畫看起來很棒，我很喜歡沖澡。」然後她微笑地看著我。

我直覺性地感覺到重要，我的同事問 Tiffany，如果讓這幅畫說一句話，「它會說什麼呢？」

她的笑容突然消失了，但她並沒有回應我同事的問題。相反的，她轉向我說：「藝術家先生，你覺得我的畫如何呢？」

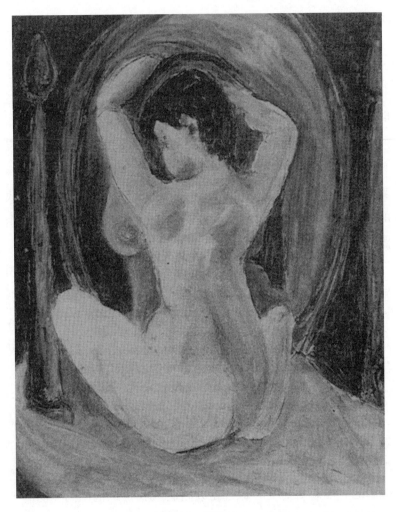

圖 12　鏡中人

　　我同事回應道：「Tiffany，妳畫得非常好。我發覺一件挺
有趣的事，團體所有人中，妳特別挑 Bruce 問問題，而他也是

這團體中的唯一男性。」

「所以妳的重點是？」Tiffany 挑釁地說。

她以一種陳述事實的口氣說：「我並沒有真的想要說什麼，我想妳的圖畫相當性感，而且我有點好奇為什麼妳單單挑 Bruce 問問題，只是這樣。」

Tiffany 轉而對其他成員說：「我們還沒受夠嗎？」儘管沒有任何成員直接回應 Tiffany 的問題，但在團體剩下的時間中，其他成員都與她站在同一陣線。在我們團體後的討論時間，我的同事說她覺得我們好像「心理牙醫」（psycho-dentists），企圖幫團體成員拔牙。

接下來的後三次團體我正好去休假。這些女孩藉機將她們對母性角色的不滿發洩到我同事身上。這對她來說相當不好受；然而，這也是見到這些女孩在治療舞台上掙扎的好機會。Tiffany 是六個女孩中最充滿惡意的，她彷彿將過去所有的憤怒和挫折都發洩到我的同事身上，她也成為整個團體抗拒行為的頭頭。

當我休假回來時，正好遇見這群女孩，她們脫口而出：「喔，Bruce，表現性藝術團體好蠢、好無聊喔……」我很清楚看見「我在群內—你在群外」的動力已經發揮到極致。我的同事被排拒在群外、被視為沒有價值也不被看重。她們與我分享她們的「無聊」感受，似乎是要告訴我我是跟他們同一國的，而這大概只是要把我的同事更進一步排拒在外。

當我和同事討論該如何因應這種抗拒行為時，我們花了很多時間試圖洞察團體成員在我離開的這段時間中，所傳遞的隱喻訊息。這些少女在這場戲劇中所傳達的各種可能含義中，湧

現許多主題，但其中最主要的一項似乎是她們對女性權威角色
（母親）的敵意，而這敵意來自她們無法提供給這些少女所需。
我們決定下次團體的主題是創造現代童話故事。

　　關上門後，我們照例圍成一圈，並且詢問團體成員的感受。
我說：「今天我希望大家編一個童話故事，並且創作圖畫。妳
們都知道，童話通常是關於生命中非常重要的事情，這些事被
編成童話來告訴兒童，使他們能準備好面對這個世界。」我的
同事和我舉了一些例子，接著我說：「讓妳自己成為童話中的
英雄，然後想一想誰會是故事中的壞人。」

　　這些少女隨即開始編故事和畫畫。將近一小時緊湊的創作
過程，少女們決定要分享她們的故事。如我所料，多數故事的
主題出現邪惡的巫婆角色，這個巫婆和英雄彼此不和。一開始，
當成員說故事時，有一種孩子遊戲似的輕鬆氣氛，但是，隨著
故事的進行，隱含的悲傷逐漸浮上檯面。當輪到 Tiffany 說故事
時，團體中的氣氛起了巨大的改變。她把紙張分成四格，描繪
故事中的不同場景。故事的主軸是環繞著殘酷的「搖滾皇后」，
她要求所有的隨從對她鞠躬、歌唱和祈禱。儘管故事中的第四
個場景是英雄獨自站立在空蕩蕩的地平面，遙望著黑暗、毫無
星星的天空。Tiffany 對這個場景評論道：「不管妳唱得有多好，
或是多認真地祈禱，這個婊子永遠不會回應妳的祈禱。」

　　我同事輕輕的靠近她的圖畫，問道：「妳在祈禱什麼？」

　　Tiffany 嘆了一口氣，說：「待在這裡就好。」

　　我的同事回應道：「Tiffany，我希望我可以把自己畫進這
個場景，然後旁白文字會說『我哪兒都不去』。」

　　Tiffany 不能、也沒有回應。但是從那一刻開始，整個團體的氣氛逐漸改變。

　　這個「我在群內—你在群外」的抗拒模式，來自於 Tiffany 認為大人不會懂、也不會幫助她的誤解。來自 Tiffany 的隱含訊息似乎是：「我知道大人（特別是女人）對我一點幫助都沒有，所以我只信任我的同伴，我相信他們會幫我。我也要把大人排除在我的人生之外，來證明他們一點用都沒有。」我和我同事絕不可能跟 Tiffany 說這些；然而，我們能夠適當的了解她行為的隱喻意義，並且以適當的藝術性活動回應，這使她能以隱喻的方式與這個議題工作，進而使問題獲得解決。

3.順服投降——我會做任何你要我做的事

　　青少年偶爾會運用一個特別難以處理的抗拒策略是「順服投降」。這個行為模式的特徵是：似乎立即就準備好投入工作室的架構。這些青少年很容易遵從工作室的規則和期待，積極熱切的投入，並且對藝術家—治療師的工作表現出一種莫名的感謝。這樣的病患企圖反映（mirror）藝術治療師所看重的價值（不論是藝術上或是其他方面）。對藝術家—治療師而言，這樣的青少年是最難處理的。從一方面來說，他們會遵守一切期待，很少需要任何糾正或是質疑。但從另一方面而言，由於他們通常與那群會做出負向破壞性行為的青少年，共處在一個環境，藝術治療師往往為了避免激起這群順服病患的任何問題，而將之忽略不管。從這一個觀點看來，除非藝術治療師經驗和

知識充足，否則往往不知不覺中成為這類病患抗拒行為的同盟。這就有點像青少年學會將成人治療者「去大人化」（outadulting），以打擊治療體系。不可諱言，假如這類的抗拒沒有被有效的處理，青少年將無法在工作室中達到任何治療效果。

當青少年運用這種「順服投降」模式時，治療師的當務之急，是幫助病患發現和了解這種模式的意義。這當然包括與青少年探索其藉著運用這種順服行為，模糊內在深沉的情緒議題，並且藉此操弄性地安撫藝術家—治療師。Rinsley（1980）曾說道，處理青少年的順從性抗拒的危險，在於孩子起初的回應往往會是：「那麼你要我使壞嗎？」（p. 10）他們很快會將治療師的介入，簡化的理解為要他們使壞，這在他們看來是很瘋狂的，也因此這樣的介入並沒有什麼幫助。

Connie 和最醜陋的畫

一個十五歲的「完美」病患因為嚴重的飲食問題而前來就醫。她是一個體操選手，因為在季後體重增加過多，而被教練嚴厲的責備。因為她對體育的強烈熱情，Connie 馬上開始嚴格的節食。這樣嚴格的限制進食，終於導致她在進食後產生嘔吐的現象。

在藝術工作室中，她是一個可愛、討人喜歡、甜美、聰慧且外向的女孩。在工作室中的第一次會面，她大大的感謝我，告訴我她非常喜歡這裡，並且很期待明天再來，因為她知道將會從我這裡學到許多關於繪畫的事。日子一天天過去了，她是工作室裡的模範生。她很快的運用跟我類似的繪畫風格，讚賞

我的畫，而且說：「你一定曾經和 Edward Hopper[7] 學過畫。」
我當然對她的讚美感到愉悅，但同時我也隱約感受到她身上一
股自我嫌惡、憤怒和敵意的暗流。

　　在中心裡，Connie 一直是最受「喜愛」的孩子。直到有一
天，護士發現她每天都在例行過磅時，在衣服的內層夾藏釣魚
用的鉛錘來增加體重。護士發現事實上她在醫院時，體重一直
不停往下掉。在下一次的治療團隊會議中，我與同事分享Connie
在工作室中表現非常良好，但是我隱隱感覺到她甜美的外表下
隱藏的是強烈且充滿敵意的情緒。其他成員也對Connie順從的
行為提出了重新評估。很顯然團隊中的其他成員都被Connie的
防衛哄騙了。身為治療團隊的帶領者，醫生建議大家重新思量
我們與Connie的關係，並且幫助她接觸自身更深的情緒議題。

　　第二天，當 Connie 進入工作室，我們相互問好。我對她
說：「Connie，我一直在想妳的下一個計畫會是什麼。」

　　「是嗎？但我已經打算好了。我想要……」

　　我打斷她。「我知道，我們昨天討論過，妳想要畫一匹獨
角獸。但我有一個更好的主意。」

　　她驚訝地看著我說：「好吧，你說了就算。」

　　「很好。我想要妳畫一幅妳所能想像最醜的畫。只用顏色、
線條和形狀。沒有任何物體。」

---

[7] 譯註：Edward Hopper，是美國內戰時期著名的寫實派畫家，他以描繪美
　　國生活景致著稱，尤其是美國城鎮或鄉間的生活。善於運用光線，反映
　　人物的內在心理。他有很多畫作都帶有孤寂、空洞與蕭索的內省氣息
　　（參閱維基百科全書，http://en.wikipedia.org/wiki/Edward_Hopper）。

「Bruce，我不想畫。」她笑著。「我想畫一匹獨角獸送給我妹妹。她最愛獨角獸。」

「嗯，也許妳之後可以畫。但是現在我希望妳畫一幅最醜的畫。」

在我堅持的介入下，她從一個順從者轉為操弄同儕，使他們進入她充滿憤怒的戲碼中。

面對這個「最醜的畫」的功課，她的確畫了一幅相當不討喜的畫。她將畫板上塗滿土色、黑色、紅色和藍色的顏料。在這些顏色之上，她用紅色畫了幾道火紅的線條。她在顏料中加了一些木屑，想要創造一種粗糙的質感。她運用咖啡粉，並且一度不滿的說要把她的嘔吐物加進畫中。在這個過程中，她逐漸越來越口語的表達我要她「做這件蠢事」的憤怒。

一天，她的幾個伙伴來找我，要我「放了」Connie，讓她做她想做的。後來在工作室中，我聽到她問她的同伴我的反應如何。當她的同伴說，我只是提醒他們：我是藝術治療師，我會做最好的判斷。Connie 說：「也許我該多加把勁。」

就在此時，我來到她面前說：「妳不是有一幅醜作品要完成嗎？」

Connie 持續花了幾星期完成那幅作品。一天下午，她快完成那幅畫時，我注意到她在作品上加了幾滴淡淡的白色顏料。儘管我們那時的關係並不算好，我說：「哇塞，Connie，妳現在正在畫的這些，跟其他部分很不同。」

她沒抬頭看我，說：「這是高潮（cum）。」（圖 13）

「嗯。」我說：「這樣有點奇怪。」

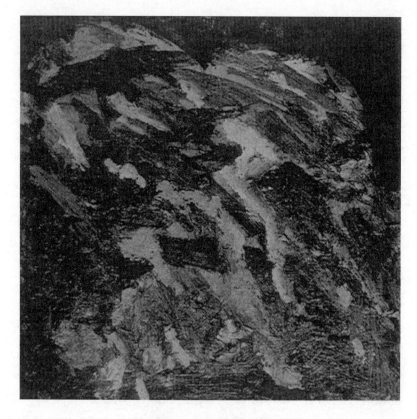

圖 13　Connie 的醜陋

她轉向我說：「它在說幹你娘！」

我回應道：「Connie，妳非常生氣，這樣很好。我不太知道為什麼，不過看來妳對很多事都很生氣。」

「你怎麼知道？」

「嗯，Connie，我知道假如妳繼續不吃東西的話，妳會死。妳還能生氣多久？而且，我相信，我們所創作的任何作品都是

自畫像的一部分。我要說的是，假如這些東西不存在於妳心中，妳根本畫不出來。」

接下來在藝術治療工作室中的工作，要幫助Connie體認並表現出她對父母、師長和教練的憤怒，他們要她成為「芭比娃娃和Kerri Strug[8]的綜合體」。在Connie後續的治療中，她特別表現出對母親的憤怒。母親企圖使她成為追求自身未完成夢想的工具，這使她無法正常成長為一個少女。

再次重申，如果治療師無法認出並處理病患的順從性抗拒，病患的種種議題就沒有辦法浮現，並且投入治療。在藝術工作室中，我將Connie的治療旅程想成一齣戲劇表演，這幫助我發現了隱含在美好表面下的醜惡。

4.逃跑——你來抓我啊

許多接受心理治療的青少年有逃家經驗。當我們將此種行為視為一種表演時，我們將能體會到青少年內心感受到的強烈戲劇性張力。當然，並非每種逃家行為的情形都相同，而且這些逃家行為至少可分為：(1)實質的，以及(2)象徵性的。

實質的逃家行為，有時只是一些無傷大雅的衝突事件，使青少年逃到鄰居家，有時也可能因為逃家而使青少年陷於極端危險；例如孩子搭上心懷惡意的陌生人便車，或是接受其提供的住處。儘管很少青少年會明說其逃家的理由，這些逃家行為

---

[8] 譯註：Kerri Strug 於 1996 年為美國贏得了第一面奧運女子體操金牌獎。

的意義通常在於測試父母或治療師是否真正在乎他們。這種逃家的戲碼在於確認成人世界是否關心他們，同時，青少年潛意識裡，通常希望自己被找到，而且情況能使他們達到逃家的目的。藝術家—治療師不以責備懲罰的態度回應逃家行為，並且致力於了解整個逃家故事的主軸是很重要的。

象徵性逃跑行為的過程也發生在藝術治療工作室裡。這些青少年雖然來到工作室，但他們對工作室的治療架構保持距離，彷彿自己不在其中。這種逃跑行為的隱喻性意義以多種形式出現，包括：消極被動的不參與、激進的負向行動、心不在焉、抗拒到工作室。在我的經驗中，工作室中最常見象徵性逃離行為的隱含目的，是病患企圖了解：藝術家—治療師對他們的關心是否真誠。假如藝術治療師以傷害性的態度回應病患的抗拒，那麼青少年就會假設藝術治療師並不是真的想幫他們。

與 Franky 同行

Franky 十三歲時進醫院。在入院會談時，他的父母告訴社工師他們非常擔心 Franky，因為他在中學遇到許多困難。他們表示儘管 Franky 因為學習障礙，從未在學校表現良好，但他也從未有過行為問題。然而過去幾個月來，他曾經逃家三次。上一次逃家時，他搭上卡車司機的便車，最後受傷被發現時，他已在喬治亞。這個逃家事件使父母帶他來就醫。

不幸的是，Franky 的家庭醫療保險僅允許他住院幾天。在住院的幾天裡，Franky 基本上毫不積極，僅以最低標準應付醫院的要求，而且不參與任何有意義的活動。

在他住院的第二天，我為 Franky 做了一個投射性的圖畫測驗。儘管他在過程中並不積極投入，他的表現卻也足以讓我寫一份可信的報告，敘述 Franky 如何看待周遭的世界。在一幅關於生命中好的回憶和壞的回憶的繪畫中，他給了我許多訊息。他以色鉛筆畫一條很粗的彩色線，將圖畫分為兩半。在圖畫的左邊，他畫了自己躺在綠油油的小山坡上，黃色的陽光和蔚藍的天空覆蓋著他。在畫面下端，他寫著：「好的──7月14日，1995年。」

畫面的右邊他用咖啡色、黑色、藍色和紫色，以最基本的手法畫了學校的大門入口處。大門前端他畫了一個紅色小人，這個小人上方有一個漫畫式的對話框，裡面是一個問號、驚嘆號、星星和✗。在這個小紅人周圍他加了十五個深藍色的小人。在這個畫面的下方，他寫道：「壞的──9月6日，1995年。」（圖 14）

當我問 Franky 他是否想說一些關於這幅好的和壞的回憶圖畫的故事，他只是把圖畫推向我說：「你自己看吧。」我試著以其他方式問他，想讓他多談談關於自己的作品，但他持續的轉移我的努力。

以下是我對 Franky 投射性圖畫測驗寫的簡要敘事性報告：

在第二個圖畫測驗中，我要求 Franky 畫一幅關於他生命中好的回憶和壞的回憶的圖畫。他選擇了彩色鉛筆來畫這幅圖。彩色鉛筆的媒材特性可以使藝術家擁有掌控感，雖然有些限制，但仍可以達到情緒表達的目的。

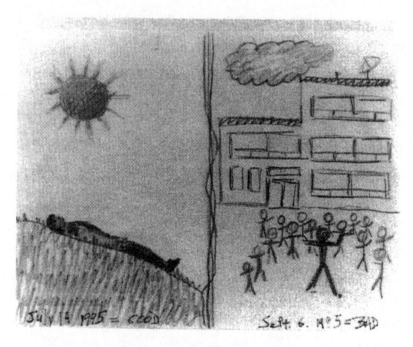

圖 14　Franky 的好回憶和壞回憶

從媒材的選擇看來，相對於他在第一幅畫中所選擇的保
守的材料，這個媒材也許反映出他對此題材有較多的情
緒張力。相較於其他兩個繪畫主題，他明顯的對於此主
題投入較多的精力。

　　儘管他所描繪的兩個經驗都是最近的事，但這兩個
圖像的風格明顯不同。在好的回憶中，他的圖像呈現出
擬似寫實（Pseudo-Naturalistic）[9]的風格，與他的實際年
齡相當；在壞的回憶中，他的風格屬於樣式化（Sche-

matic）[10] 階段，相當於一個七到九歲兒童的風格。這種
風格可能指涉著他對壞的回憶的感受，也許會透過不適
齡（age-inappropriate）的行為表現出來。

　　在好的記憶的圖像中，Franky 畫了一個可能代表他
自己的人。顯然是在溫暖的夏日，這個人躺在草地上。
使用暖色系顏色，使整個圖像的情緒調性顯得愉悅、平
和而放鬆。從象徵的觀點來說，這幅圖描繪出寧靜、夏
天、不用上學的自由、孤獨與隔離的主題。他給此圖像
的標題是「好的──7 月 14 日，1995 年」，這大約是在
暑假的一半。

　　在壞記憶圖畫中，Franky 顯然畫了學校大門的入口
處。圖像的焦點在於兩個大門及門前的人群；其中一個
人以紅色表現，其他人則是深藍色。這個也許代表自我
的紅色人，上方有一個漫畫式的對話框，裡面是一個問
號、驚嘆號、星星和Ｘ。這些也許反映著他內心的困惑
和茫然。

9　譯註：擬似寫實大約發展於十二至十四歲青春期階段。此時期青少年推
　　理能力增加，嘗試追求事物的真理，開始以像或不像為評論作品的標準。
　　人物造形上反應青春期的身體特徵、運用透視法並嘗試處理空間、光影
　　〔陸雅青（1997），《兒童藝術治療》，台北：五南〕。
10　譯註：樣式化（Schematic）七到九歲的兒童會依據其生活經驗，發展出
　　對特定人或物的樣式。若無特殊的經驗刺激，此樣式會重複出現。每個
　　兒童的樣式不同，不同樣式反應其對該物體或人物的認知、情感和動作
　　經驗〔陸雅青（1997），《兒童藝術治療》，台北：五南〕。

　　　　此幅影像的情緒調性相當痛苦、困惑和孤單。從象徵的觀點看來，這幅圖畫風格呈現的心理發展年齡比 Franky 實際年齡還要年輕許多。這似乎意味著他入學的痛苦經驗、茫然和手足無措。這可由他圖畫中所註記的日期「壞的──9 月 6 日，1995 年」得到證實，這個日期正好是秋天入學的第一天。他的困難也許來自於升上中學，需要面對許多不同的老師同學，而非像以往一樣固定在一個班級。Franky 在此圖中顯示的圖畫發展階段，也指涉著一些學習困難。

　　　　在這個摘要報告中，我同時針對 Franky 的圖畫提供我的想法。我想 Franky 是一個相當孤獨的孩子，並且對於進入中學的壓力感到束手無策。我猜測他的感受也因為生理上的轉變而加劇；青春期早期的荷爾蒙轉變，常伴隨著心理上的困惑。我建議：「……若不接受心理治療，處理其內在挫折感及對自我的負向感受，他產生行為問題的危險性日益增加。」

　　　　Franky 出院後的兩三個月，他的父親打電話給我詢問他的社區中是否有專業藝術治療師執業，或是我是否願意繼續與 Franky 進行治療。他們家住在俄亥俄州南部鄉下，而且很可惜並沒有藝術治療師在附近執業。儘管他家離我的工作室有兩小時車程之遠，他父親決定在星期三下午四點帶 Franky 來工作室。他說：「事情一直不順。我們必須做點什麼！」

　　　　星期三那天下午四點到了……四點十五分……四點三十分。我的電話響了。Franky 的母親在電話那端說：「我們很抱歉，

我們怎麼也找不到他。」

我試著支持她並對她說：「假如有任何事幫得上忙的話，我很樂意去做。妳想要約下次的時間嗎？」

「是的，希望一切都好轉。下星期同一時間我們再試一次好嗎？」

過了幾天，我接到 Franky 父親的電話，與我確認，說他下星期一定會準時赴約。

星情三下午四點時，我有點煩躁，因為 Franky 又未照約定赴約。然而，到了約四點十分，我聽到工作室外有汽車喇叭聲。我走到門外，見到 Franky 坐在車子後座，兩眼瞪著前面，他媽媽在駕駛座上責備他。當她看見我時，將車子往我的方向倒車，她拉下車窗，以一種極其惱怒的聲調說：「他不願意下車！」又說：「真丟人。」

我一直提醒自己記得以一種觀看戲劇表演的態度看這個事件。我建議他母親將車停到停車場。當她停車時，我回到工作室拿了一些素描本和炭筆。當我出來時，Franky 的媽媽已經從車子裡出來了。我說：「真是難為妳了。假如妳願意，妳何不到等候區放鬆一下，喝杯咖啡。」

她瞄了一下車子，說：「他該怎麼辦呢？」

我誠實的回答：「我還不太確定。但我想我就先試著跟他在一起一會兒。」

她有點不以為然的說：「你是指……情緒上嗎？」

「不，我要跟他一起在車裡。」

當 Franky 的母親走向等候區時，我進到車子的後座。「嗨，

Franky，好久不見。」

　　他換了一下姿勢，說：「你這是浪費時間。我不想來這。」

　　「是啊，Franky。不過上星期，我忽然有一個點子。你上星期的這個時候在哪裡？」

　　他嘴角上揚，說：「其實不遠。我跑去哥倫布市的Eastland百貨。」

　　「嗯，這就有趣了。」

　　「怎樣？」

　　「嗯，你爸媽想把你帶來哥倫布市見我，結果你決定去哥倫布市的百貨公司。」

　　「只是巧合。」他咕噥著。

　　我給他素描本和炭筆。「既然你來了，想不想畫畫圖？」

　　他以一種不可思議的眼光看我。「在這裡？假如炭筆弄髒她的車，我媽會發瘋。」

　　「Franky，你好像不想工作是嗎？不過我想既然你已經來了，那何不就做點事？」

　　「我說了，我什麼事也不想做。」

　　「好吧。」我說。「假如你不介意的話，那我就畫你。」我開始畫起來。

　　我們沉默了幾分鐘，然後 Franky 說：「真蠢。我要去散步。」他離開車子，走向醫院區裡的樹林間。

　　我放下素描本，跟著他。他每隔幾分鐘就回頭看我，我試著加快腳步跟上他的速度，但他也跟著加快腳步。Franky 並沒有開始跑，或是走得快到讓我跟不上他，但他與我保持距離。

因此，剩下的時間，我一直跟著他在樹林裡繞。就在這樣跟隨著他的過程中，我彷彿可以聽到戴夫・克拉克五人組（Dave Clark Five）[11] 傳來的吟唱，「他們又來了，嗯嗯。你來捉我啊。」

接下來的幾次見面就像第一次一樣。每次一開始，我會畫一幅 Franky 的素描，接著他會離開車子，到林子裡散步。我感到特別有趣的是，我們散步的時間越來越短，而我素描的時間越來越長。在與 Franky 散步的這個過程中，我盡量接納 Franky 的行為，不引以為恥，或以報復性的態度回應，這個歷程相當重要。我感覺有些重要的事正在發生，雖然我並不確定那是什麼。最後，他開始也畫起圖來。我們會一起坐在車後，畫一會兒圖，談話，接著散步。Franky 的戲碼在於測試大人（我）會如何回應他：我是否會拒絕他，試著讓他再住院？或是陪伴他一同走過這個旅程？幾個月後，他讓我與他並肩同行過幽谷，最後他終於連車子也棄守了，我們於是開始在藝術工作室中工作。

當然，Franky 所要逃避的，是因為進入中學而挑起的自我嫌惡、挫折、失落，以及憤怒的種種感受。之前小學的包容性、小班教學，加上老師給予他在學業及社交上足夠的個別化照顧，使他能克服學習困難。然而，進入中學後，他必須與不同科目的老師建立關係，並且沒有固定班級，這些都使他手足無措。Franky 畫了一幅令人心酸的畫，他描繪自己站在學校穿堂，一

---

[11] 譯註：1960 年代英國搖滾樂團，與披頭四（Beatles）幾乎同時間席捲美國。

個巨大的鐘在他頭上掉落，彷彿要把他砸碎。當他談到這幅畫時，他告訴我上學第一週時，他在學校迷路的經驗。「我知道我會惹上許多麻煩，但我就是找不到路。我恨這一切，我覺得自己蠢透了。」

Franky 採用了「實質上逃離」和「象徵性逃離」的兩種抗拒模式。這兩種方式保護他免於去感受他在學校所遭遇的痛苦和困惑。對我而言，首要的治療任務在於認識到這些行為是青少年的一種抗拒模式，而非不可救藥行為。接著，發展出一種將 Franky 的行為視為一齣戲劇表演的治療態度。這使我能夠自由的觀察和思考其行為，而不以控制和懲罰性的態度回應。第三，我必須計畫有益且治療性的回應。這樣的回應使我得以尊重（honor）這種逃離行為，對 Franky 而言，這是在治療過程中重要且不可避免的階段。當我清楚的了解到這些行為都是 Franky 自我逃避的反應，我得以以一種真誠的態度與他相處並且照顧他，不論在藝術工作上或是一同在樹林間散步。

5.做我的朋友——你是唯一了解我的人

在工作室中常見的另一個形式的抗拒，是試圖與「成人藝術治療師」成為最好的朋友。這是另一種對許多治療師而言相當難面對的抗拒模式，因為我們都希望被病患所喜歡。也因為我們的藝術背景，常常覺得自己生性開放，藝術治療師通常都希望自己與病患間建立一個非權威性的平等關係。然而，我們必須記得：專業的治療關係並非私人的朋友關係。當青少年運

用視你為朋友作為一種抗拒行為時，其中潛藏的目的是貶低藝術治療師的價值。接著藝術治療師將被視為與病患沒有兩樣，也因此將無法對其問題有所助益。

Shannon 的禮物

　　幾年前，一個與我一同工作的藝術治療學生與十七歲的 Shannon 發展了特殊關係。這個名叫 Jill 的藝術治療學生只有二十二歲，先前並沒有當治療師的經驗。她將與 Shannon 發展的朋友關係視為自然且正向。Shannon 大力讚揚 Jill，說她是：「所有工作人員中她唯一能信任且談心的人。」

　　假如這件事沒有發生，這個關係也許就會很順暢的走下去。在一個藝術治療表現團體中，Shannon 說她已成年的男朋友在俄亥俄州立大學的一家酒吧和餐廳工作。當團體結束後，Jill 陪同 Shannon 回到房間時，她不小心告訴 Shannon 她是那家酒吧的常客。後來當 Shannon 跟她的男朋友提起 Jill 時，她的男朋友說：「喔，是啊。她最愛喝 Wild Turkey 的酒。」

　　幾天後，Shannon 邀請 Jill 陪她散步。在散步過程中，Shannon 給 Jill 一瓶 Wild Turkey 以感謝她幫忙。Jill 收下了酒，但她不知道該如何應付這樣的狀況。她並不想將 Shannon 歸在不同國，或傷害彼此建立的關係，但覺得接受酒當禮物很不好。Jill 對於醫院嚴格禁止飲酒的規定相當清楚。不知該如何是好，Jill 將酒藏到口袋中，希望沒人看見。

　　接下來的一週，Shannon 的狀況並不好。她在家庭治療的會談中與父母大吵了一架，她跟同儕的關係也很衝突。在藝術治

療團體中，她對 Jill 說她又想自殺了。團體結束後，就在 Jill 陪她回到寢室的路上，她要求 Jill 對治療團隊說她的狀況很好，這個週末可以離院。「我真的很需要離開這裡一下。」

Jill 回應：「可是妳才告訴我妳想要自殺。我不能跟他們說妳可以離院。」

Shannon 停下腳步，說：「拜託，妳可以的。我需要妳。」

Jill 說：「我不能。」

Shannon 說：「假如妳不照我說的做的話，我就要告訴醫生我送妳一瓶 Wild Turkey。這對妳不是很好吧。」

Jill 很震驚。

隔天下午，Jill 來告訴我關於酒的故事以及 Shannon 對她的要求。她對於受到 Shannon 的操弄感到很受傷，她覺得既尷尬又受背叛。不管是關於專業或私人關係，她學到了重要的一課。

青少年企圖將藝術治療師變成朋友，而非治療師的其他例子還有：相互開玩笑、說不入流的笑話，或是問治療師的私事。以下是發生在藝術治療工作室中的一個例子：幾個青少年和我一起在談搖滾樂。一個男孩問我：「Bruce，你在 1960 年代時應該只是個小孩吧，你那時應該哈過一些草[12]吧。」

很多藝術治療師會陷入這種圈套。不論這種私人議題的答案如何，藝術治療師必須思考下列一些問題：「我如何能以對病患治療工作有幫助的方式回應？病患問問題的動機何在？我是否該誠實回答？善意的謊言能是治療性的嗎？」

---

[12] 哈草，吸食大麻的俗稱。

　　我對病患企圖將我視為朋友而非治療師的這個詢問，是這樣回答的：「你對我的生活感興趣挺好的，但在藝術工作室中，我的過去並不重要，你的感覺和經驗才是重要的。」

　　我的同事 Debbie DeBrular 通常更直接的回應這類問題。她會簡單的告訴病患說：「這裡我們要澄清一下，我是你的治療師，而不是朋友。」

　　不論每個藝術治療師選擇怎樣回應這類的抗拒，最重要的是：能清楚的辨認出這種想要與治療師成為朋友的企圖，是一種抗拒行為。我們無法對我們的朋友做治療，因此，青少年這種想要與治療師成為朋友的企圖，將不可避免會影響藝術工作室的治療架構。

● 摘　要

　　一般說來，我們可以有這樣的假設：一個經歷強烈心理困擾，以至於發展出被父母、師長、朋友視為失功能行為模式的青少年，一開始往往視藝術治療師以及藝術工作室為必須抵抗的對象。這些青少年總是掙扎於如何與大人應對，為了處理這個掙扎，這些受困擾的青少年，在藝術治療工作室中往往相當抗拒。與青少年工作的藝術治療師必須謹記在心，這些抗拒行為的基本目的，在於否認：(1)問題行為的存在；(2)問題行為的後果；(3)這些行為的內在情緒經驗。藝術治療師能尊重青少年的抗拒行為，並了解這些行為對治療歷程的不可或缺性，是很重要的。儘管對藝術治療師而言，處理這些抗拒行為相當困難

且不愉快，但對青少年而言卻是絕對必要的。

在我的實務經驗中，我發現將青少年的抗拒行為視為一場戲劇表演，極有幫助。當我這樣做時，我能更自由的觀察、反思這場表演的內在意涵，而不陷入劇情當中。這種思考幫助我以一種較超脫的態度，面對治療中的青少年所帶來的強烈憤怒和憎恨，並且不將這些情緒的起因歸於自己。

藝術治療師能了解到：青少年的抗拒，通常以各種直接或是含蓄的方式展現，是很重要的工作。治療師必須能辨認出主要的抗拒模式，並且思考治療性的回應方式。假如不能辨認並進而解決青少年的抗拒，治療工作將無法展開。抗拒對青少年而言是很重要且不可或缺的。與青少年工作的藝術家—治療師，應該致力於回應（respond）病患的抗拒行為，而絕不反擊（react）其行為。藉由這樣的過程，藝術治療師將能確保病患接收到下列非語言的訊息：(1)他們會以如其所是的方式看待病患；(2)他們了解狀況；(3)他們將不會在中途拋棄病患。能對抗拒行為給予治療性回應的藝術家—治療師，他們所將得到的回報是：與病患建立一個穩固的信任關係。

● 發想期

在我的治療模式中，青少年藝術治療的第二個階段是「發想期」。當然，再一次強調，這個模式只是一個幫助我們思考的架構，實際上，青少年總是持續的擺盪在各個階段中。青少年藝術治療中的發想期和之前的抗拒期是交互影響的；發想期

之後接著的是「投入期」。發想期的特徵在於當青少年開始了解到之前抗拒行為的意義，並且因此感受到某種程度的悲傷和不連續感。這種悲傷的感受，有時被稱為「治療性憂鬱」。這些感受是健康的，使青少年感受到自身的需要。這些需要包括：強烈的想要被支持、包容、穩定、可預測性，以及情緒上的安全感。在發想期中，青少年逐漸感受到治療的必要性，並且不再否認自身的問題行為模式及其帶來的不當後果，也不再否認內在的情緒經驗。在這個階段的治療過程中，藝術家—治療師在與青少年一起經歷抗拒期的風雨之後，擁有了穩固的關係作為基礎，因此能進而幫助青少年開始發想一個活在這世界的不同方式。這個對新的生活方式的想望，使青少年和藝術家—治療師思考他們一起工作的意義，並且發展出團隊合作的默契。在這個階段，他們澄清一起工作的目的、核心價值、核心信念，和對未來的期許。青少年和藝術家—治療師一同合作以澄清青少年目前的現實、理想中的現實，以及對未來的期望，這也是此階段的任務之一。

在發想期中，青少年的藝術治療歷程有兩個主要卻相互矛盾的情緒基調。如前文所提及的，其中之一是悲傷；另一個則是驚奇（wonder）。伴隨著這兩種情緒的是一種強烈的活潑感受，一反之前抗拒期的沉重和致命的負面感覺。

棘手的治療工作只有在一個穩固的關係基礎下才可能發生。為了使青少年能再次發想他們的生命、活得有意義，他們必須自我超越。

藝術創作是一個全然依賴想像的歷程。在每個情況下，青

少年藝術家幾乎都對於自身作品能觸動別人而感到興趣。這種
興趣來自於希望與他人接觸，希望得到支持、穩定、可預期性，
以及情緒上及存在意義上的認可。

　　藝術治療工作室的架構，對於幫助治療師與藝術家—病患
透過藝術創作的歷程而建立關係，有深深的許諾。在第九章中，
我將對此議題多做論述。不論是對於病患、他們的作品或是治
療性的目標，我們工作的主旨都在於加深治療關係。藝術創作
是一個著重共同體（community）以及促進關係的歷程。藝術治
療工作室賦予藝術家—治療師力量，使他們能與青少年病患所
背負的重擔工作。透過藝術創作的儀式，我們了解到青少年生
命的樣貌。描繪自身痛苦經驗的最深沉意義在於：賦予青少年
力量（empower）去了解現狀的全然意義，並進而幫助他們對未
來發展新的想望。

　　發想期在青少年藝術治療歷程中分為三個層面：(1)逐漸不
再否定自身行為和情緒困擾；(2)建立以信任和共同投入藝術創
作為基礎的穩固治療關係；(3)青少年對於未來將如何轉變的圖
像逐漸形成。這是藝術治療在發想期的工作。

Lannie 的憧憬

　　Lannie 是一個十六歲的少女，她參加院外病患（outpatient）
的藝術工作室已經有幾個月了。她曾經是一個難以應付的病患，
時常不出席每星期的治療，有時出現了也總是大聲抱怨，讓每
個人都知道她覺得「無聊透頂」。

　　我對她哀嘆的回應總是如此：「Lannie，我相信無聊來自

於缺乏品質的關係。我希望在這裡，妳能讓自己不無聊。」我一定對她說過至少二十次這樣的話。

對於此，Lannie通常嘲弄的說：「我的天，你又來了。你知道這有多無聊嗎？」

所以當那天下午，她對我說想要畫一幅畫，我感到很驚訝。在這之前，她拒絕了所有我試圖要她畫畫的努力，只是在她的日記裡畫鉛筆素描。

這幅畫看來無關痛癢。她將畫布上了一層深棕色的底，接著用黑色、藍色、白色描繪幾雙手。這幾雙手隨機地排列在畫布上。

不巧，這次的院外病患藝術工作室團體相當難以駕馭。一個女孩剛結束家族治療會談；另一個男孩對於週末即將到來的「重要約會」心中小鹿亂撞，他掙扎了幾星期，終於鼓起勇氣約他心儀的女孩出遊；另外五個青少年都或多或少呈現憂鬱、憤怒和抗拒。這天的情況，是那種我覺得我只要確保工作室不要被破壞，就沒有白領薪水的日子之一。

因此，Lannie相當低調的作品，並沒有得到我太多的注意。當我們開始收拾用具時，她走向我，輕輕的說：「我不太確定，不過離開前，你可不可以看看我的畫？」

「當然，Lannie。先讓我清點一下用具，並且確保大家都安全離開工作室。妳今天自己開車嗎？」

「對，我不趕時間。」

當其他病患都走了之後，我開始看她的畫。

她看著我，「我不確定我是否能夠談這幅畫。我很難面對

這幅畫。」

「看來，妳今天不覺得無聊。妳知道假如不想說的話，妳什麼都不必說。」

「我知道。」她回應。「我已經聽你說過太多遍了。」

「我只是想讓妳知道重要的是藝術。妳可以談妳的作品，但這不是重點。」

「是的，我知道。但我想要談，可以嗎？」她停頓了一會兒。「這是關於我們家的一幅畫（圖15）。他們都伸出手，或是握住一些東西。」她開始哭，「我曾經想……」她哽咽。

我從工作台上抽了一張面紙給她。

「我一直都沒有對你很好。」她啜泣著。

「Lannie，沒關係。我知道一開始參加治療挺不容易，沒有人真的想要來。我已經習慣這種狀況了。」

她看著自己的畫。「在他們離婚前，我爸媽總是大吵特吵。他們會大吼大叫，互相咒罵。我必須要選擇一邊……我很害怕……」她流著眼淚，身體顫抖著。「天啊，我厭惡這一切。」

「妳經歷了不少事。」

我們靜默著。

「這些手，」她說。「就像他們的手。有時我希望他們握住我；有時，我又希望他們別管我。」

我輕輕的對她說：「Lannie，有時我真的對工作室裡發生的事感到驚嘆不已（in awe）。我覺得能跟妳一起在這裡工作，真是一件榮幸的事。」

Lannie說：「這件事讓我傷得好重，使我也想傷害其他人。」

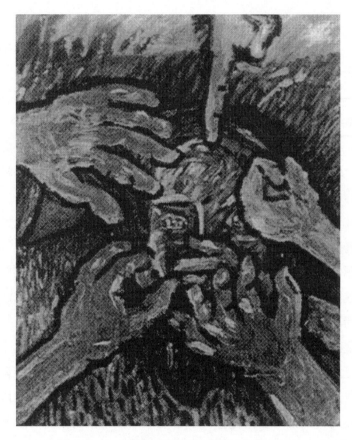

圖 15　Lannie 的手

「Lannie，如妳所知，我相信一幅畫就像每個人的自畫像。
我也知道，妳可以照妳要的樣子，改變這幅圖畫。」

她擦乾眼淚，懷疑的看著我，「什麼意思？」

「妳可以改變這幅畫。妳不需要一直被這些手囚禁。在畫
布上，妳可以把這些手依妳希望的方式改變。妳可以畫握拳、

擁抱、揮手再見或是打招呼，任何妳想要的。」

「不，它們就該是這樣。不過，也許我可以再畫另一幅關於它們的畫。」

「我想我最好走了。謝謝你聽我說。」她就這樣離開了工作室。

接下來的幾個月，Lannie 畫了很多幅手的畫。這些手的顏色改變了，她畫了拳頭，以及歡迎和拒絕的手勢。在一幅較晚期的畫中，她畫了張開的手掌，彷彿在說再見。

藝術治療的發想期是一個過渡的歷程。在這期間，我們陪伴著病患，幫助他們創作他們目前生活的樣貌，並進而鼓勵他們想像未來生命的不同可能。青少年藝術治療的發想期主要有兩種相互衝突的情緒基調：「悲傷」和「驚奇」。伴隨這兩種情緒狀態的，是一種強烈感覺活著的感受，這與之前抗拒期的沉重負面感受大不相同。在發想期中，青少年逐漸發展出未來的可能圖像。當病患不再否認自身的困擾、能夠在圖像中呈現對自身問題的感受、能與藝術治療師建立信任關係、能夠以有意義的方式投入藝術創作，並且能逐漸描繪出對自身有益的未來圖像時，藝術治療師就能夠清楚的確認青少年已經進入發想階段的旅程。以上是藝術治療旅程中發想期的工作。

● 投入期

　　第三個階段投入期的特徵在於：青少年病患能夠與自身的經驗連結，並且承認自身目前所擁有的行為及情緒困擾。這並

不表示病患總是能夠以語言表達這些經驗；事實上，投入期通常以圖像及行動的方式表達。這個階段對青少年來說非常艱難，他們放棄舊有的自我攻擊和負面的觀點，並逐漸發展較正向的新觀點。在這個階段中，青少年的作品通常會有顯著的改變。

　　假如不思考治療的脈絡，有時一眼乍看投入期的作品會覺得相當有問題。這樣的例子，可以從一個十四歲男孩的作品中看到。這個男孩在抗拒期時，相當聰明的運用其藝術技巧作為防衛。他善於畫卡通和漫畫，並且以反映現實生活的機智漫畫，在醫院中大受其同儕及工作人員歡迎。當他進入治療階段中的發想期時，儘管他持續創作許多好笑的圖像，但是頻率卻減少了。在投入期中，他的作品明顯的展現悲傷和寂寞。這樣的改變，連護士也說：「我比較喜歡他一開始入院時的作品。」對一個未受訓練的觀看者而言，這個男孩的作品似乎隨著治療的過程而變得暗沉、憂鬱。然而，事實上，他作品所描繪的孤獨和悲傷，正是他當下所需要表達的感受。而在他往後的人生中，他還會有許多機會描繪幽默的漫畫。

　　再次強調，藝術治療的投入期通常會是使青少年和藝術治療師倍感壓力的風暴期。真正地投入治療，使青少年必須放棄許多自身習慣的形象。進到這個階段時，病患通常對自身的困擾（抗拒）行為感到極強的焦慮和罪惡感。在藝術治療的投入期過程中，青少年對「壞的」自我概念的失落進行哀悼。不管這些概念曾經多麼失功能，這些都曾經被以為是唯一的存在。這個階段藝術作品的典型特徵，通常直接或是隱喻性的與邪惡、惡劣或破壞相關。在投入階段中，藝術治療師仍舊保持接

納和支持的一致態度是很重要的。藝術家—治療師必須要體認到青少年正在經歷的煎熬對他們的重要性和潛力。此外，藝術治療師必須永遠協助青少年尋找、並增進新的正向自我觀點的發展。假如病患能成功地度過投入期，他們將能夠對於「我是誰」產生較清楚的認識，而這個「我」將同時包含著正向和負向的特質。

Corey 的黑暗空間

傍晚，我正在寫病患紀錄時，聽到兩個護士正在談論一個我曾經工作過一段時間的病患。一個護士給我一疊資料，問道：「你認可這些嗎？」

我打開資料，看到一張扭曲的 Corey 的自畫像。這個圖像令人相當不舒服，不過我可以看出來，她在這幅畫上花了一些時間。這是一張鉛筆畫，不論是線條、陰影或是細節都畫得很好。我知道這個病患在技巧上下過一些工夫。

護士對我說，清潔人員在垃圾桶中撿到這張畫。她繼續表達她對 Corey 的觀點，「情況一直在快速的惡化」。顯然那天較早時，醫院裡有一些衝突，Corey 很生氣而且叛逆。

「所以你對這張圖有什麼想法？」她問。

「嗯，這張圖中 Corey 顯得相當不穩定，不過妳必須承認她素描的技巧越來越好了。」我說。「妳介不介意這張圖由我來保管？」

「一點也不，你可以拿去。我本來打算丟掉的。」護士喃喃地說。從她的聲調中，明顯聽出這張圖對她一點用都沒有。

　　幾天後的傍晚，Corey一如往常來到青少年藝術工作室。我要聲明一下，Corey和我已經一起度過抗拒期，且我感覺到她的發想期似乎和投入期夾雜在一起。她這張扭曲的自畫像與之前的作品大不相同，這似乎意味著一個過渡階段（transition）的到來。我對她此次藝術工作室的計畫如下：(1)透過對創作活動的熟練，發展一個較正向的自我概念；(2)拓展圖像及口語的表達技巧；(3)經由共同參與藝術創作，增進治療關係。

　　她進入工作室時低垂著頭，手臂緊緊地靠著身體，深色的頭髮垂落在臉上。工作室的牆上總是有許多作品。工作室的環境有些凌亂，但也充滿刺激性。牆上掛滿了病患的作品，而且我和我的同事也把我們的作品掛在牆上。這樣造成的效果有些混亂、豐富且充滿感染力。許多時候，這個空間相當凌亂，但這也為創作的歷程設下了一個基調，那就是持續不斷的再組織與重建。從現象的角度看來，工作室的空間，象徵了藝術在治療中所扮演的角色：那就是無止境的在渾沌中尋找意義，在失序中尋找秩序。

　　「Corey，」我說。「妳今天想做什麼？」

　　她聳聳肩說：「我想要試試你之前說過的油畫條，還有黑色的海報紙。可以嗎？」

　　「當然可以。」我說。我幫忙她一起蒐集材料。我們剪了一張48”×48”的黑色海報紙，並且開了一盒新的油畫條。她選擇了一張最靠近我畫架的桌子開始畫。

　　當她逐漸坐定時，我問她：「妳想畫什麼？」

　　「不太確定耶。你知道，我不喜歡黑色的紙，這也是我之

所以要用它的原因。」

「什麼意思？」

「不知道。那天醫生一直問我關於過去的事。通常只要他一問這些，我就很生氣。可是……不知道，我那天沒有生氣。雖然我還是沒有回答他！我只是坐在那，就像以前一樣。他以為他可以讓我說。不過我並沒有生氣，我只是有點空虛。不是生氣，也不是悲傷，什麼都不是，真怪。」

我開始畫畫。「Corey，我想對於什麼都感覺不到，黑色是個很好的選擇。」

「也許是吧。」

「好吧。」我說，「需要幫忙的話就告訴我。」

沒再多說，我們開始工作。我一邊作畫，一邊仔細觀察她的進展。Corey開始用深綠色的油畫條塗滿整張紙，接著再將整個畫面加了一層深藍色。在深綠和深藍色之上，她加了另一層深紅色，她很用力的將顏料塗滿整張黑色的紙。

到了會談快要結束時，整張紙都布滿了厚厚的深色顏料。接下來的一次會談，她繼續完成這張畫。她很少對我或是其他同伴說話。

日子一天天過去，她畫面中的影像逐漸顯現。在斑駁的黑暗之中，一個幽微不安的影像呼之欲出（圖16）。

一個傍晚，Corey走過來要我去看她的畫。當我靠近時，她說：「我想我現在最好離開。」

「什麼意思？」我問。

她把手肘撐在桌上，兩手托住臉頰。「我再也無法面對這

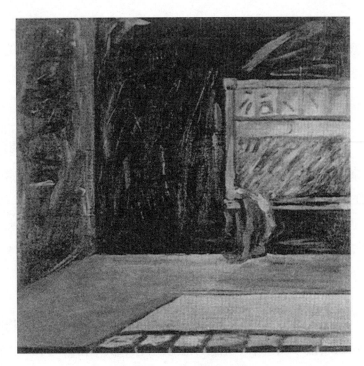

圖 16　Corey 的黑暗房間

幅畫了。」

　　「我知道那種感覺。」我說。「有時我覺得我的畫瞪著我看，等我做些什麼。」

　　「不是，不是這樣。」她撥開散落在臉龐的頭髮。「沒什麼我能做的，就是這樣。」

　　「嗯，那是怎麼了呢？」

　　她皺眉。「那裡不是什麼都沒有。」

　　「是啊。」我嘆息。「這很難。」Corey 臉上泛起一個奇怪

的表情，但她什麼也沒說。剩下的時間裡，她什麼也沒再多說。她機械化地收拾用具，把她的畫放在一旁就離開了。接著的一星期，她沒有來工作室。我再見到她已經是兩星期後了。

她走進工作室。

「嗨，Corey，好久不見。」

她說，「Bruce，我帶了一些畫要給你看。」她在我畫架旁的桌上打開素描本，本子裡是幾張鉛筆素描。第一張是相當扭曲的自畫像。畫中的她蜷縮著身子，雙手環抱著膝蓋。第二張畫是一個房間，房間裡電燈泡的熾亮光線直接照射在桌子上。第三張明顯的是 Corey 伸著中指，比著一個眾所皆知的手勢。

「哇，這段日子，妳挺忙碌啊。」我驚嘆。

「嗯。」她輕輕的說。

這幾次的會談對 Corey 產生極大的改變。她展開了一場圖像式的旅程，在其中，她得以檢視她心中根深柢固的負面、自我嫌惡的形象。這是一段非常煎熬的日子。在這場內在的角力賽中，她必須盤算她會成為怎樣的人，如果她不再是那個吸食大麻、充滿敵意、自認為失敗者的舊的自己。從象徵上看來，她的圖畫敘述了 Corey 的死亡和新生。醜陋和令人困擾的圖像不時會出現，但隨著時間，她的圖像逐漸變得柔軟一些，也少了一些空洞和痛苦。Corey的創造力為她的房間帶來光線，也為她的臉龐注入生氣。與她的圖畫同步改變的是 Corey 自己。隨著對媒材的逐漸掌握，她整個人活了起來。藉由創作，她也發展了對自我較正向的概念。對媒材的掌握，拓展了她的表達技巧，我們的治療關係也隨著創作分享而更加穩固。

有些人也許會說，Corey 在圖畫上的表現，比她在精神科醫師辦公室的病歷紀錄上還要多許多。我知道她跟精神科醫師在一起時，還是維持一貫的原則：「他以為他可以讓我說。還早得很呢。」假如沒有她在藝術工作室創造性的隱喻工作，我想沒有其他的任何治療模式，能夠對她產生如此大的幫助。

藝術治療歷程中的投入期通常相當痛苦且動盪不安。這時期對青少年和藝術家—治療師都相當具有挑戰性。真實進入藝術治療的歷程，幫助青少年放棄舊的自我形象。在投入期中，青少年表面上的情況可能會顯得惡化，但事實上這卻是好轉的跡象。這是由於放棄抗拒行為後，內在的焦慮和罪惡感逐漸浮出表面。藝術治療的旅程使青少年進入一個死亡和新生的歷程：舊的、「壞的」自我形象，被新的、較正向的自我形象所取代。青少年在投入期中所感受到的自我形象，往往是負向的；因此，在此時期中，藝術家—治療師要以接納和支持的態度，面對青少年內在所經驗的混亂。此外，藝術治療師必須不斷幫助青少年發展新的、正向的自我概念。

● 放手期

藝術治療中的結束期是一個過程，而非一事件。這個時期的感受和現象可以從這個青少年的詩中看出來。那時，他正準備要出院。

當我回想

與你共度的那些時光
記憶逐漸淡去
就如同蠟筆的各種色調
畫下紅、黑和藍色
我曾是如此的孤獨、憤怒
我曾寫信給你
但我卻將它撕碎
當我回顧
與你共度的那些時光

這不像我，難以言喻
何時又為何事物重新組合
憎恨消退，季節流轉
一個接著一個顏色轉變
我討厭門和鎖，我討厭放手
我討厭看自己的內心
我想你知道
當我回顧過去的足跡
與你共度的那些時光

我這就走了，說哈囉
對所有我認識的人
假如可以的話
請你讓他們知道

我只是做我必須做的
現在我不再是裡面的人了
不過跟他們說謝謝，至少我試過
當我回顧過去的足跡
與你共度的那些時光

——佚名青少年

　　在藝術治療的放手期是一段內化和鞏固治療歷程成果的時期。這是為了使青少年準備好離開這段藝術的旅程，並且走向新的道路，而這免不了要使青少年與藝術家—治療師分離。這段時間，青少年將掙扎著了解到，生命中最有意義的關係，是不受時空限制的。這就是說，青少年學到他能夠藉由記憶，以及那些曾經與藝術治療師共同分享的種種經驗，而將這段關係保存下來。理想上來說，青少年會感到他也能夠藉由與他人在非治療的環境，建立新的良好關係，再次創造他與藝術治療師關係的經驗。

　　在放手期中，藝術成為一種幫助青少年表達失落感受的方式。這種失落來自於與藝術治療師關係的結束。這些感受對青少年而言往往難以啟口，但卻在作品中深沉的展現。此外，這場旅程中的各種作品：素描、繪畫或雕塑，成為能夠跟隨著青少年一起離開治療、並是可觸及的有形物體。這些有形的物品成為不可見的內在經驗的代表。

　　現象心理治療師 Clark Moustakas（1995b）這樣描述治療的最後階段：「目標在於統整一個人在治療中的種種經驗，以及

他『如何』以此種方式懷抱生命的本質和意義。」（p.211）藝術治療師和青少年病患必須花許多精力，去了解彼此一起工作的意義。這並非僅是一個簡單的總結歷程，而是以創造性和直覺，想像這趟旅程的核心意義。

　　對於治療關係不可避免的結束，藝術家—治療師秉持著支持、接納及中性的態度是很重要的。這些接受治療的青少年，過去通常沒有成功的分離經驗；對於說再見的歷程，他們很可能經驗到各種病態的想像。在他們的過去經驗中，儘管事實上關係真的結束了，他們卻也許被老套地告知：「我們不是真的說再見。」或是面對重病的祖父去世時，大人們說：「他沒有真的走。」因此，青少年通常不知道如何健康的處理分離的關係。藝術治療師和病患的最後一個重要任務即是：精心打造一個健康的告別歷程。

Kyla 的道路

　　我與Kyla進行每週的藝術治療已經將近兩年了。她在一個非常富裕的家庭中長大，她曾經告訴我：「只要我開口，任何東西我想要，就是我的。」對大多數人而言，Kyla被認為是相當快樂的。她的家人很愛她，物質生活不虞匱乏，她是個好學生，有一個好的生活。然而，就在我見Kyla不久之前，她企圖自殺。這個舉動使她短暫的進入醫院，以穩定這個危險狀況。最後，她來到了我私人執業的藝術治療工作室。

　　Kyla喜歡工作室的一切材料，她尤其喜歡陶土。我們在一起時，她做了一個又一個的雕塑，每一個都比前一個進步。捏

陶對她而言就像剝洋蔥。每一個創作都將她帶到新的一層，展現了自我更珍貴及複雜的層面。時而優雅、時而野蠻的雕塑，點燃了她內心的火山，卻又被許願井中的幽暗水池所熄滅。一層又一層，一個作品接著另一個作品，一個三度空間的人體就成形了。

當她的內在旅程開展時，我所要做的就很少了。Kyla 自己完成了所有的苦差事。當她抱著一個弓著身子坐在長凳上的人體雕塑到工作室來時，她已經每週固定來這裡將近二十週了。這個雕塑有一種疲倦和被遺棄的特質。

當她開始工作時，她說這個雕塑讓她想起她在賓州北部小鎮見過的一個男人。她以前曾在那住過，她記得跟媽媽走過人行道時，見到那個人坐在一間理髮店外。

「Kyla，」我說。「假如有一天妳再回到那個小鎮，不知道會是什麼樣子？」

「你是說回到 Union Dale？」她說。

「是啊。」我回答。「不知道那會是怎樣？」

她扮了個鬼臉，「不知道耶。那裡我一個人都不認識。我想，可能會有一點寂寞吧。」

剩下的時間裡，Kyla 很安靜。她要我幫忙雕塑一小部分，但我不確定她是否真的需要我協助。在這個沉默的過程中，我知道我們之間，因為這個雕塑產生的互動，而有了一些改變。但我不太清楚那到底是什麼。

我把這次見面的紀錄，帶到我的督導時間中。我描述了治療中長時間的靜默，企圖重現我跟Kyla在工作室的狀況，並且

描述她所創作的小型人體雕塑。

當我描述完之後，我的督導問我在會談中的感受。我說我感到一種溫暖但是孤單的感受。「也許Kyla在試著讓你知道，她已經幾乎準備好要離開了。」她說。當她說完這句話，我就感覺到她說的是對的。我問道我是否該在下次與Kyla會談時提出來。我的督導建議我繼續以溫暖、接納及中性的態度持續與Kyla的治療。「信任歷程（trust the process），Bruce。當她準備好時，她自然會讓你知道。」

當 Kyla 下週回到工作室時，她帶了一盒未拆封的 Sculpey 軟陶，軟陶是樹脂土的一種。我問起她上星期的人體雕塑呢？她只是毫不在意的說：「我打破了。」

然而，幾星期後，那個雕塑又出現了。Kyla 在那個人體雕塑的衣服上多加了一些細節，把長凳多加了一些不同的質地，也把那個男人的姿勢做了一些細微的調整。我無法看出這個雕塑曾破損的痕跡，現在這個人看起來遙望著遠方。

「看來妳一直在工作。」

「對。我把它擺在衣櫃前很久，碰都沒碰它。有一天，我突然又想開始再繼續做。」她點頭。

「他在看什麼嗎？」

「對。」她嘆息。

會談的其他時間花在討論一些雕塑的技巧和她的打工上。會談結束時，我填了一張會談時間備忘卡。Kyla 說：「也許我們下星期不該見面，我真的很忙。」

「沒關係。」我說。「那下下星期呢？」

「不了。」她說，「我想，我需要來的時候再打電話給你。」

幾星期後，Kyla 打電話來約時間，卻又在約定會面的前一天打電話取消。她又再約了下個星期。當她來的時候，那個雕塑的狀況跟三個星期前沒兩樣。

「我真的什麼都沒做。」她哀嘆。「他的眼睛，我怎麼也沒辦法做好。」她指著雕塑的臉。「Bruce，你能不能以這個雕塑的姿勢坐幾分鐘？」

我轉向她說：「我一直在想，也許那個人不該是我。」Kyla 什麼都沒說，仍舊看著眼前的陶土。「好了，」她說。「我完成了。」

「妳上星期沒來。」

「我知道。突然有事，我真的很忙。」

不久後，當我走近她工作的桌子時，看到那個雕塑的眼睛輪廓很深。Kyla 把工具放到水桶裡，看著我。

「Bruce，也許你是對的。也許這個人是你。我想他在看著我，我對他說再見。」

我把臉轉向這個雕像，「不知他的感受如何？」

（Kyla 已經習慣與雕塑對話，所以她很容易就進入圖像的故事中。）

「我想，他挺難過的。」

「為什麼？」我問。

她停頓一下，說：「他很難過，因為他再也不能見到某個人了。不過他很為她感到高興，因為她很快樂。」

「我知道。那他為什麼再也見不到她呢？」

「是她該走的時候了。」

她挪動了一下椅子。「Bruce，我想時間差不多了，我準備好了。」

「萬事萬物總有結束的時候。Kyla，也許我們該談談結束治療的事。」

「我想我要繼續完成這個雕塑。」

接下來的幾個星期，這件雕塑持續改變，也增加了更多細節。大部分的時候，我和Kyla談藝術技巧：如何做3-D的陰影和加強。這個人體雕塑和長凳成為代表我們關係的一個象徵物。它包含了一切痛苦、悲傷、憤怒、孤單、喜悅和最終的希望的圖像記憶。微妙地說，這是我們旅程的一個想像地圖。Kyla急切的想要知道假如她「就不來了」，我會怎麼辦。在這些時刻，我提醒她，說再見是一個過程，而不只是一件事情。

當Kyla把這件雕塑從窯中拿出來時，我們的歷程結束了。這件雕塑對我而言是讓我縈繞心中溫暖卻又傷感的作品。當她在最後一次會談中談到這件作品時，她回顧了治療過程中的點點滴滴。

有好幾次，我想知道現在Kyla到底過得如何，我希望她能一切順利，她的生命值得有好事情發生。有時，我覺得自己是職業化的說再見者。每當想到過去二十年來，那些與我建立關係、然後告別的青少年，心中不免感到驚恐。但這是我工作的本質：建立治療關係的整個重點即是在於讓這段關係不再必要。

Chapter 9

❦❦❦❦❦❦❦❦❦❦❦❦❦❦❦❦❦❦❦❦❦❦❦❦❦❦❦❦

藝術治療工作室的架構

我不認為我的人生需要任何架構（structure）。如果人生有了架構，我可能就會有感覺。誰需要這些感覺！

——佚名青少年

　　青少年藝術治療師最大的挑戰，也許在於他們需要不斷的「釣」（hook）病患，使他們積極地投入治療的歷程。這樣的工作很艱難，特別是與青少年工作的初期，處理他們對治療的抗拒以及憤怒時。就如之前所做的討論，我們必須尊重並且有效的處理這些抗拒，使青少年感到藝術治療工作室對他們有幫助。

　　我所指的「藝術治療工作室的架構」包含下列幾項：

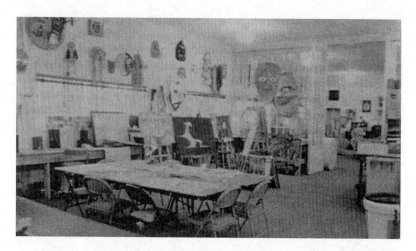

圖17　「藝術街道」（Art Street）工作室，位於新墨西哥州
　　　阿爾伯克基市（Amanda Herman 攝）

- 牆壁上的藝術作品。
- 藝術家—治療師的態度、熱情、聲調、臉部表情、肢體
  動作、能量以及個人魅力。
- 美術媒材及設備。
- 工作室的例行公事。
- 空間的氣氛、牆壁、地板的顏色、窗戶、家具，及整體
  空間規劃。
- 是否播放音樂。
- 行為規範的最低標準。
- 使用某些特殊材料或工具的特權和限制。
- 對於工作室形而上層次（metaphysical）的掌握。

這些特質將創造一個能包容青少年各種感受、恐懼、期待、

想法、行為和幻想的容器（container）[1]。McNiff（1995）說道：
「在治療性的工作室中，空間的精神是由參與者及其圖像同步
作用的總體結果。」（p. 182）另一個對藝術性治療工作室架構
的思考是：其為所有藝術性環境中顯性和隱性元素的總合。

　　為了使青少年在藝術性治療工作室中獲得幫助，必須要掌
握三個重要的原則。假如忽視了這三個原則，將無法進行任何
治療工作。這三個核心原則是：

　　1. 工作室必須是安全的。

　　2. 工作室必須是可預期的。

　　3. 工作室必須同時聚焦在藝術創作以及建立關係。

　　「我很愛這地方。這真是滿奇怪的！我好像在一個颱風
眼的中心，可是我一點都不怕，因為我可以創作東西。」

　　　　　　　　　　　　　　　　　　　　——佚名青少年

●工作室必須是安全的

　　不論是針對任何對象或任何形式的心理治療，治療中的兩
個主要元素是安全和焦慮。病人必須感覺到治療架構是安全的，
因此他們才能在其中探索和分享他們的內在生命。我的一個學

---

[1] 譯註：參閱第八章註釋1。

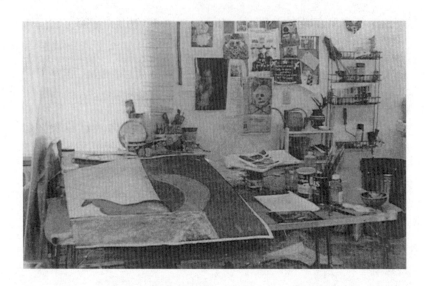

圖 18　藝術治療師 Vicki Blinn 的工作室

生最近用蹺蹺板來比喻這種動力。蹺蹺板的一端是安全，另一端是焦慮。在這個比喻中，蹺蹺板的中心點（或支點），就是藝術治療師。玩過蹺蹺板的人都知道，要找到完美的平衡是很少見的，而且事實上，很快會變得很無聊。所以人們總是故意向後傾，希望能破壞平衡。

　　在我與青少年進行治療的經驗中，我發現他們會帶著療程中所需要的所有焦慮。通常治療師不需要費心去引發青少年的焦慮，因為他們本身有高度的焦慮，因此治療師應該試圖建立治療旅程中的安全感。

　　青少年心理發展的核心任務是成為一個獨立自主的成年人。這個任務在文獻上有不同的專有名詞，包括：分離—個體化、

解放（emancipation）、自主（autonomy）、統合形成（identity formation）[2]。在治療性的藝術工作室中，工作的焦點，總是在於透過藝術創作幫助青少年的獨立及個體化。對青少年而言，這是困難的工作。從非常真實以及象徵的層面來看，青少年內心所經歷的是一種死亡的歷程。他所知的生命已經到達盡頭，往事已矣，人事全非，他再也不能擁有當小孩的特權。

　　在最理想的狀況下，小孩在父母的支持、引導、包容和祝福下，從兒童期進入青少年階段。然而，接受藝術治療的青少年往往因為父母分居、離婚或死亡而缺乏家庭的支持。通常這些青少年的父母也飽受情緒困擾之苦，並且發現替自己求助的可行之道，是讓他們的子女成為代罪羔羊，接受治療。因此在很多例子中，父母要孩子接受治療，往往是他們自身想要求助的掩飾，也因此青少年處在一種非常困難的心理狀態。他一方面哀悼逝去的童年，另一方面，他也擔心如果自己的情況好轉，父母的狀況會變得越來越糟糕，甚至拋棄他。

　　對青少年來說，在治療過程中探索內在感受是極危險的。治療中所感受到的強烈親密關係，往往使他們將藝術治療視為巨大的威脅。有鑑於此，工作室的安全是藝術治療成功的首要元素。假如青少年感到工作室不安全，任何治療的工作都不可能進行。不論治療師的技巧如何高明、硬體設施如何完善，或是藝術媒材如何高級，假如病患覺得不安全，一切治療都不可

---

[2] 譯註：依據 Erikson 的社會心理發展理論，青春期的心理特徵是介於統合（identity）和角色混淆兩極之間不同的發展。統合代表人格成熟的狀態，統合形成的歷程，是個體從自我追尋到自我肯定的重要階段。

能發生。

　　想要與青少年工作，藝術治療師必須思考如何讓藝術治療工作室或團體輔導室安全。要將工作室營造為一個避風港有無數的方法，從深沉的角度看來，這是藝術治療師的主要工作。

　　在《地方》（*A Sense of Place*）一書中，Gussow（1971）說道：使一個物理空間轉成一個「地方」（a place）的歷程，在於個體從中得到一種深沉的經驗。「一個地方是環境中的一角，這個角落曾經被感覺所充滿。」（p. 27）治療性藝術工作室中，所懸掛的作品對於環境有深厚的影響。作品的影像、顏色、材質、主題和特定的能量對於工作室的氣氛會有很大的影響。作品所傳遞的創造性能量是工作室中主要的轉化性因素之一。治療師能藉此傳達「工作室是安全的」之訊息。

　　治療對青少年而言是將破壞性、自我攻擊（self-defeating）的能量轉為創造性、治療性能量的歷程。青少年藝術治療的目的，在於激發滋養的力量。滋養的力量以各種方式進入青少年的生命，而我們也無法預測，這力量將對青少年產生怎樣的影響。儘管如此，從多年的觀察經驗中，我發現工作室擁有這種神祕的「空間性魔力」（place magic）。在這個魔力空間中扮演重要因素的，即是工作室中的作品。儘管空白的牆面在庶務職員或是行政人員的辦公室中很常見，但是在藝術治療工作室牆上，懸掛各式各樣來自病患和治療師的素描、畫和詩卻是極重要的。從此觀點看來，工作室是一個活的藝廊，一直不停的改變、毀壞和重生。這也對治療工作提供了一個隱喻。工作室是一個持續投入的美感環境，包含了反映青少年族群的各種主題

和類型的藝術創作。當青少年進入工作室時，應該有許多影像迎接他們。藉由這些影像的存在，邀請他們進入藝術創作的歷程。這並不意味著這些影像永遠令人感到愉快舒服，有時一些令人感到不自在的影像反而能讓青少年了解到：這是一個能夠安全的探索人生各種面向的地方，不論這些經驗是愉悅或是令人困擾的。

由於許多重要的治療性因素，取決於藝術治療工作室的環境本身，因此藝術治療師的角色可被視為工作室的照顧者。McNiff（1995）論及身為藝術治療工作室的「維護者」（keeper），他說：「我的主要工作在於維護工作室的靈魂；維持它的生氣，並且使它能以高度個人化的方式引人投入。」（p. 180）我常告訴我的研究生，治療青少年的主要工作在於照顧好工作室，而工作室自然會照顧好青少年。作為工作室的照護者，藝術治療師的主要工作不在於說什麼，而在於他自身如何存在於世界。

藝術治療師的態度對青少年極為重要，特別是對情緒困擾的青少年，他們對於非語言線索和環境的氛圍有極為驚人的敏感度。病患會馬上知道治療師到底喜不喜歡和他工作，毋須言語，他們會立刻知道治療師視他為值得受尊重的年輕人，或是一個該受懲罰的問題青少年。這些核心態度，會透過千百種隱微的方式傳達；藝術治療師的態度，也會從他的聲音氣息等非語言訊息中透露。如果你問任何一個高中生，哪一個老師樂於和他們在一起，哪一個老師只是在混時間，他們會馬上告訴你！藝術治療師能否成功的主要因素取決於態度。

　　在我的經驗中，青少年往往會被藝術治療師的投入和熱情所打動。在這裡我所指的是他們在治療性工作室和自己的藝術工作室中的積極投入。這樣的熱情會在環境中創造一種正向的感染力，而這是一種極具力量的治療。創造這種藝術性的感染力，完全取決於藝術治療師。你無法期待情緒困擾的青少年，自發地產生藝術創造的動力。從定義上來說，需要心理治療的青少年通常都不太喜歡自己和別人；因此，也對任何事情都不太感興趣。他們對於要來接受藝術治療往往感到負向、憤怒而且受傷，也因此營造藝術性的感染力是藝術治療師的責任。這並不是說藝術治療師需要成為啦啦隊隊長，而是說他必須在工作室中創造一種正向的氣氛。

　　藝術性的感染力，來自於藝術治療師本身對藝術創作的承諾。這無關乎言語，而是藝術治療師無形中在環境裡散發的氣息。藝術治療師的聲調、臉部表情、肢體動作、能量、人格特質和個人風格，都是工作室中的重要元素。藝術治療師在工作中投注興奮、喜悅和希望，並且同時尊重煩悶、痛苦、悲傷和憤怒是極為重要的。

　　Unger（1995）說：「你必須擁有誠實、真誠的關注、關懷、堅定、彈性和熱情。這些特質的正確比例組合，才能通過青少年的考驗。」（p. 132）這並不意味我認為青少年藝術治療師有任何一種特定的人格類型。不論是活潑外向到溫和內向，各種特質的藝術治療師，都可能是成功的藝術治療師。任何希望有效能的與青少年工作的藝術治療師，需要培養一定程度的個人力量和自信。終究來說，藝術治療師必須運用自身的人格

特質，並且發展治療性的特質和風格。這樣的治療性人格有許
多不同的面貌，我曾觀察到某些治療師能將他們溫柔的真誠特
質充滿整個空間，有些人則能透過散發出的溫暖和能量，營造
一種善意的氣氛。Moustakas（1995）稱此種治療性人格為「促
發者」（firebrand）。「所謂的促發者意指一個人體會到生存的
本然（natural）、有機、生氣和活力。他是一個敢於生活、勇
於做自己和敢於創造的人。」（p. 5）Moustakas 描述了我認為
成為藝術治療師的三種重要特質：進入（being-in）、為何（being-
for）、同在（being-with）。以下是關於此三種概念的簡單整
理，如果希望有更詳盡的了解，我建議讀者參考 Moustakas 的
精彩著作：《進入、為何、同在》（*Being-In, Being-For, Being-
With*）。

　　「進入」是指藝術治療師能真實無偏見地進入青少年的藝
術表現世界。當藝術治療師能與青少年在其藝術創作的世界中
相遇時，呈現了藝術治療師想要了解青少年主觀世界的企圖。
如果藝術治療師能真誠的進入青少年的想像世界，他們會覺得
受到了解，而這種被了解的經驗，將為青少年展開一個存在於
這世界的新方式。

　　「為何」意指：藝術治療師的任務在於積極鼓勵青少年創
作，進而促進自我實現（self-actualization）。藝術治療師不僅要
如實的接納青少年的作品，並且要呈現堅定且明確的伙伴關係。
藝術治療師的一切作為都是為了促進一個共同的目標：那就是
幫助青少年發現自尊和自信。這當然包括使青少年能掌握各種
藝術資源、技術上的經驗、種種技巧和優勢，使其能夠達成自

我表達的目標。

「同在」意指青少年和藝術治療師之間的「汝─我關係」（I-Thou relationship）[3]。當青少年和藝術治療師能像伙伴一同工作時，將無可避免的促發青少年生命中的神性（sacred）體驗。

以下我將摘要藝術治療工作室的有效能工作者須重視的幾點原則：

- 與青少年同在工作室時，有意識的展現作為藝術家─治療師對藝術創作的熱情和投注。
- 強烈希望能進入青少年藝術創作的世界。
- 相信青少年擁有為自身做決定的智慧及內在資源，並且尋求自我肯定。
- 相信藝術的直觀、自發和神祕特質，並且願意嘗試創造性的冒險。
- 願意關注青少年透過創作所表達的非語言情緒感受，及其潛藏的意義。
- 肯定生命的價值及藝術創作對人的益處。
- 積極參與青少年所創作的影像及生命議題。

作為青少年藝術工作室的帶領者，藝術治療師具有保護者和引發者的雙重角色。藝術治療師建立一個藝術社群（community），在這個社群中，個人能同時體驗獨自演出的孤立藝術創

---

[3] 譯註：「汝─我關係」為二十世紀重要猶太哲學家與神學家Martin Buber（1878-1965）所提出。「汝─我關係」指的是兩人之間一種真誠且相互對等的關係。由於真誠，兩人都有受到傷害的可能。這種關係是一種極大的冒險，卻也會得到極大的回報。

作經驗，及與他人共同交流的創作經驗，並且透過這樣的經驗
連結在一起。這個社群引發一種共享的能量，使青少年藝術家
能影響別人、並且受到自身及其同儕的作品的影響。為了引發
這種同步的體驗，帶領者必須設定工作室的氛圍，以維持工作
室的架構。對青少年病患最有益的氛圍是：能夠謹慎關注其創
作的歷程、作品，及團體中所發生的人際互動和藝術的治療風格。

　　當以上提及的幾點原則能深深植入與青少年的關係時，它
們將為治療性的改變和成長奠定不可動搖的基石。這使青少年
得以從心理困擾走向健康之路，並且幫助他們將毀滅性、自我
攻擊的能量轉為創造性、滋養及治療性的力量。

　　從我的觀點看來，藝術治療文獻中，太常提及運用彩色筆
及雜誌剪貼作為青少年的藝術媒材。在 Spaniol（1989）的文獻
中提到：「……書中將『藝術』排除在藝術治療之外，因此剝
奪了藝術治療的許多可能性。」（p. 119）建立藝術治療工作室
安全性的重要因素之一是：提供各種類型的媒材及設備。在任
何形式的創作中，媒材對於構思、創作及最後的成品均有重要
的影響。認為媒材只是達到其他目的的一種手段，是極大的錯
誤（例如認為：藝術創作只是為了幫助病患進行談話治療的一
種手段）。就如Lowenfeld曾註記：「……思索媒材本身，並且
發展對媒材功能上及運用上的感受，這些會影響到對創作計畫
的構思及修正，並且能使創作手法更具彈性。」藝術媒材及工
具必須具有良好品質，否則隱約傳遞給青少年的訊息會是：其
創作歷程或作品沒有價值。如果不能提供品質良好的各式媒材，
最好能選擇性的提供品質良好的有限的媒材和工具，而非大量

卻品質不佳的媒材。

　　不同的藝術媒材，因其不同特性將提供不同的表現質感。就如 McNiff 所說：「水彩的自由流動特性，將引發與厚重的油畫顏料完全不同的心理狀態。木雕或金屬雕塑與陶土雕塑，將引發全然不同的感受。」（p. 181）藝術媒材傳遞了藝術家的情緒狀態。藝術治療師 Cathy Moon 在藝術治療工作及其創作中，使用超越一般人認定的藝術媒材。因為自身和個案本身往往掙扎於人生的破碎經驗，所以她鼓勵個案運用破陶片、破碎的鏡面、廢棄的家具和其他物品，以及陶土和繪畫顏料進行綜合媒材的創作。這些創作捕捉了病患生命中的重要經驗。

　　工作室中所提供的各種媒材，能滋養藝術治療工作室。藝術治療工作不能被局限為彩色筆和舊雜誌剪貼，而必須提供各類的媒材，以增進青少年的安全感及青少年所迫切需要的藝術性感染力。作為工作室的照顧者，藝術治療師必須鼓勵**藝術**創作，而這也是藝術治療中最重要的一環。

　　工作室中的各種物理因素，如果不能對安全性和藝術性感染力產生正面助益，那就會造成損害。牆壁的顏色、地板、窗戶、家具、室內擺設和空間設計，對於營造一個治療性的環境，都具有潛在的助益或損害。當然，許多環境因素是超乎藝術家—治療師的掌握，但是將空間做最好的運用仍是藝術治療師的責任。

　　在我的生涯中，我曾經在各種不同的工作室環境中提供青少年藝術治療，從全新設計完美的創造性藝術大樓，到完全沒有窗戶的狹小十二呎平方的地下室；從一個老舊的小農舍，到

具現代感開放空間的自助餐廳。我也曾經在鋪滿絨毛長地毯的團體教室和教堂裡的小房間裡，進行過藝術治療團體。有鑑於這些例子，的確有一些不可改變的環境因素，包括空間的大小、牆壁的顏色，或是燈光照明。然而，我的責任就是將這些空間營造成安全且具創造性的環境。

　　與青少年工作的藝術治療師特別需要注意的一個因素是：工作室的燈光照明。許多機構因為節約能源而使用日光燈照明，卻忽略了其對環境的影響。研究顯示日光燈的快速閃動及其螢光對人體有負面影響，且易造成情緒激動，尤其是對於注意力缺乏或是過動的青少年。此外，日光燈會影響我們對顏色的知覺，對我們使用彩色的媒材有不利的影響。如果可能的話，藝術治療師的工作室應該有坐落在北方的窗戶，使自然光線能夠射入。如果沒辦法的話，也應該運用燈泡或是全光譜（full spectrum）的日光燈。

　　沒有任何一個工作室或團體室是完美的。事實上，許多藝術治療師工作的場所狀況都相當不佳，像是我之前提及完全沒有窗戶的狹小十二呎平方地下室。不過，儘管是黑暗、潮濕、不良的環境，也能夠加以改善。透過參與過團體的幾百個青少年以及他們的作品，這個黑暗的房間成為一個安全而且充滿創造力的空間，並且有了一個暱稱——「炸彈窩」（The Bomb Shelter）。

　　青少年病患藝術家一直不斷的提醒我：只要我能堅守對藝術治療的承諾，並且活生生的存在於工作室，治療就會發生，不論是在工作室內或是工作室外。儘管我希望能在最盡如我意

的環境中工作，但我知道治療工作是否有效，絕大部分取決於創造性的投入，以及我所展現的存在風貌，而非工作室的物理環境。

關於工作室中是否要播放音樂，也是一個需要思考的問題。我曾經參觀過全美各地的青少年心理治療機構，對於藝術治療師對此問題的兩極化觀點所震驚。有些藝術治療師認為音樂阻礙了治療環境，也有些主張青少年通常沒法對要聽哪種音樂或是哪個電台形成共識，最簡單的解決之道就是不要播放音樂。我曾訪問過一位治療師，她認為讓病患聽音樂，會使環境「過於舒適」，她要病患「認真工作，而不是享樂」。

我從未遇過青少年病患在治療機構中太享樂。相反的，許多需要接受治療的青少年認為：接受治療是一種對於他們使壞的懲罰，所以我並不擔心工作室會太過享受。我相信某些形式的音樂，對建立創造性和表現性的藝術治療環境有正向的幫助，而這正是治療工作的核心所在。音樂對青少年而言是一種最自然而且平常的語言，因此工作室中禁止這個有潛力的因素，似乎是不智之舉。我並不是指我對音樂完全採放任政策，舉例而言，我相當注意音量的控制，以免音量過大而影響對話的進行。假如在我離開工作室時，有人將音量調大，在我回到工作室後，我會暫停一段時間不放音樂，好讓我能有機會和孩子們討論信任和協商的重要性。我告訴他們可以信任我和我商量將音量調大，而非背地裡自己將音量調大，這種信任對我而言是很重要的。當然，會有孩子馬上就要求我將音響打開。這也給我另一個機會跟他們討論自身行為的合理後果（logical consequences）⁴，並且我也問團體是否應該馬上放音樂。通常，我會答應他們的請求，將音響打開。透過這樣短短的互動，我示範了我願意與他們討論，解決問題，並且在合理情況下，尊重團體協商的結果。

我對於青少年聽的音樂所傳達的情緒張力和訊息相當注意。很多時候，假如有一些歌曲或是電台不適宜，我會轉換電台頻道。當然，青少年總是會有各種不同的反應，而這也給了我跟他們討論什麼是不適宜、什麼是在工作室這種社交場合中，可以被接受的音樂主題。例如：幾年前曾經有一首歌，在歌詞中提及歌曲的主角是個失敗者，並且應該被殺死。只要電台一播放此首歌曲，我會馬上轉台。有個青少年就說：「嘿，我正在聽耶。」

我的回應是：「抱歉，但你知道嗎，這首歌很負面而且暴力。我想在工作室的每個人都已經經歷過夠多事了，不需要再聽這樣的歌。」

那少年回應道：「我知道，不過我喜歡這個電台。」

我說：「假如你想的話，我們過幾分鐘可以再轉回去。那現在有沒有什麼電台是你想聽的？」

這個簡短的互動再次為團體提供了下列一些重要的訊息：

---

4 譯註：合理後果意指行為若違反社會法則，也就是違反與人共處所需要的合作，所產生的後果。合理後果與行為直接相關，表明社會秩序的現實。以此相對於處罰，處罰通常與行為無關，且容易引發反抗；而合理後果則讓人了解事實真相，學習相互尊重（參閱 D. Dinkmeyer、G. McKay 著，林瑩珠譯，《青少年期教養法》，台北：遠流）。

1. 我對團體發生的事情很注意。
2. 我很在意這個環境並且會維護它。
3. 我很在意你並且會保護你。
4. 在這裡我擁有權威,但是我會聽你說,也尊重你的需要。
5. 我會試著了解你和團體的感受。

同樣的互動通常也會發生在電台 DJ 的談話中。DJ 們常會將具有性暗示的談話穿插在歌曲或廣告間。例如在一個午間的廣播節目中,有一個聽眾叩應(call in)的競賽活動,討論主題是「你最喜歡吸的東西」,比賽的獎品是一個吸塵器。當叩應開始時,我馬上將之轉台。一個成員問我:「為什麼?」

我回答說:「我不認為我們應該聽這種下流的性暗示討論。」

這個成員假裝天真的說:「什麼意思?我沒聽到有任何關於性的內容啊。」

我回答道:「我雖然是早上出生的,但並不是今早。他們當然是在談論關於性的事。不過我並不反對談論性,我反對的是他們用很沒格調的態度在談性。」

「我聽不懂啦!也許你只是一個糟老頭。」

我說:「我認為性可以是一件非常美麗的事。但聽別人打電話到電台,說他們多麼喜歡舔香蕉之類的事,實在是有點不入流。而且我想,應該也有人跟我一樣,覺得這些不堪入耳。」

「是啦,可是我想聽這些人說什麼。」

就在這個時候,團體中的一個女生說:「別再鬧了,Bruce 說得對。那很噁心。」

　　再重申一次，這個簡短的互動再次為團體提供了下列一些重要的訊息：

　　1. 我對團體發生的事情很注意。

　　2. 我很在意這個環境並且會維護它。

　　3. 我很在意你並且會保護你。

　　4. 在這裡我擁有權威，但是我會聽你說，也尊重你的需要。

　　5. 我會試著了解你和團體的感受。

　　假如工作室裡沒有音樂的話，這些互動都將不會發生。

　　假如藝術治療師決定工作室要播放音樂，他不可避免的必須與青少年的流行音樂文化保持接觸。對流行音樂歌手和團體的覺察度和知識，可以是藝術治療師與青少年病患的一個接觸點。治療師能對音樂團體有所認識，並言之有物，尤其是在初期建立關係階段，這會是一個很寶貴的特點。相反的，如果藝術治療師不願意接近青少年文化，可能會在他和病患之間建立一道不必要的牆，這是相當不智的。此外，假如藝術治療師能在適當的時候，引用流行音樂中的歌詞，來回應青少年的言行，這將是一個極具威力的治療性工具。藝術治療師可以展現他們對流行文化的了解，而這常常使青少年更願意投入治療。

　　例如：一個十五歲的少女在畫完一幅關於她父母離婚的圖後，哭泣著說：「我希望一切能照常，我恨這一切。」

　　藝術治療師說：「你的圖讓我聯想到數烏鴉合唱團的歌 "Anna Begins"。歌詞中說：『喔，』她說。『你一點都沒變。』但我們總是不停的改變。」

　　女孩說：「是啊，就像那樣。」

　　總結來說，有時在工作室中播放音樂，能使工作室的環境更有生氣。Shaun McNiff 幾乎總是在他的工作室播放打鼓的音樂。我有時會把吉他帶到工作室中，我也鼓勵青少年帶樂器到工作室中。視每個音樂家的自在程度和技巧，我會在工作室中引進現場音樂；這樣的環境刺激了青少年們的持續性創作表現。一首歌通常會引發身體律動，律動引發了詩，而詩促發視覺性表現，這樣的互動持續進行著，不斷循環。我發現音樂和聲音能幫助工作室中的青少年，更容易受自身和其同儕的作品所感動。

　　作為工作室的維護者，藝術治療師必須對工作室的行為準則有基礎的規範，並且對於各種媒材和工具的使用建立先後次序。藝術治療工作室並不民主，為了維護工作室的安全，必須有一些行為常規。有一些治療機構有長篇大論、鉅細靡遺的行為規範，有些機構只有簡單成文、甚至不成文的規定。在規範的光譜中，一端是鉅細靡遺的行為準則，另一端則是無政府狀態。我對藝術治療師的建議是：盡量傾向光譜的中央，略偏向越少規則越好。

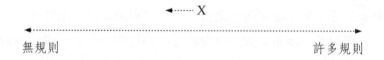

無規則　　　　　　　　　　　　　　　　　許多規則

　　我在工作室中的規則盡量簡單清楚，因為我發現清楚和深度是一體兩面。一個空間的規則過度繁複，不可避免會影響創造的歷程。而且，規則越複雜，藝術治療師不是必須花許多精神留意，就是可能忽略它們，而這兩種狀況都不好。假如藝術

治療師花很多精力當糾察隊，他將無法專注於他自身的創作，也無法專心與他的病患有真誠的互動；假如藝術治療師忽視了規則，將傳遞他認為權威是無關緊要的訊息，進而青少年會覺得藝術治療師（一個權威者）是無關緊要的。在我的經驗中，與青少年互動時不夠自信的藝術治療師，通常會建立許多規則以掩飾自身的不安；如此一來，規則成了互動的焦點，與青少年建立真誠的關係往往比在規則中互動困難許多。

　　我的經驗告訴我，工作室中的規則盡量簡單是很重要的。關於青少年藝術治療工作室的守則，我提供下列範例：

　　1. 拿你需要的，不要浪費顏料。

　　2. 好好對待工具、畫筆和桌椅。

　　3. 尊重他人。

　　4. 積極正向。

　　5. 表現你自己。

　　只有很少數、甚至沒有任何狀況不能涵蓋在這些簡單的規則中，而這些都是很正面的規則。

　　當然這些規則也有例外的時候。例如：假如工作室中有自殺傾向的青少年，對許多工具的使用要特別注意。在高壓和情緒創傷中的青少年往往相當衝動，因此對於特定工具或媒材的使用給予限制或禁止，是相當重要的。舉例來說，當藝術治療師無法陪在有自殺傾向的病患身旁時，也許就不該讓他使用小刀。通常，在我的經驗中，青少年會以兩種觀點看待此事：表面上看來，這給青少年抱怨權威的機會；但從更深一層看來，他們覺得受到藝術治療師的照顧和保護。這樣的感受不限於此

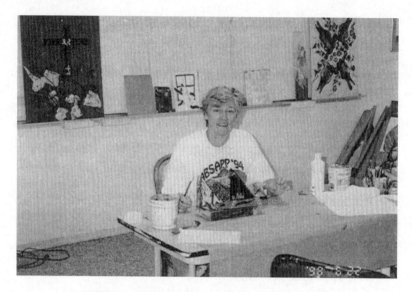

圖 19　藝術治療師 Lou Powers 的工作室

自我傷害傾向的病患，工作室中的其他病患也會有相同的感受。

● 工作室必須是可預期的

　　為了使青少年能順利的投入他們感到困難的治療工作，使
他們感受到工作室是安全而且可預期（predictable）是很重要
的。事實上，環境的可預期性即是安全性的一部分。就某個程
度而言，這個準則似乎很弔詭。因為我往往發現青少年在工作
室中的作品出人意表，我總是對青少年作品的神祕性和不可預
測性感到很驚奇。儘管青少年作品中有一些共通的議題和重複
的模式，但創作歷程所產生的結果，卻絕對無法事先預測。我

從來就無法知道病患會有怎樣的創作歷程，也因此我極力建構和維持一個一貫、可預測的包容環境。這個包容的環境得以支持青少年各種不可預期的藝術創作。矛盾的是，儘管我從不知道怎樣的藝術創作會發生，身為工作室的維護者，我對於自身該如何自處，以及工作室空間該如何展現，卻非常清楚。

對於藝術治療師及工作室該如何成為青少年生命中的可預期因素有許多方法，諸如：藝術治療師準時、以同樣的方式迎接青少年進入工作室、將必要的美術材料及工具有條理地排列、一致的態度和情感、在工作室中持續創作、以一致的方式處理負向行為、發展開始和結束時的儀式（rituals）。

我不想過度說明這些觀點，但我想要針對此點做一簡要討論，並且說明它們和藝術治療的關係。藝術治療師必須記住，多數接受藝術治療的青少年都覺得自己的生命不可預期、也不可信賴。因此，即便是像「準時」這樣的簡單動作，所帶給青少年的隱含訊息是：藝術治療師對治療工作有其承諾，是值得信賴的。嚴守時間常常不是藝術性人格的特質，也因此藝術治療師必須在這一點上多下工夫。曾經有一個病患告訴我，在將近兩年的治療期間，在我們兩人關係中最重要的一件事是：我總是堅守我的承諾，在該出現的時候準時出現。假如病患站在工作室前等待，不論理由為何，這樣的情形所傳達的重要訊息是：他們不是藝術治療師生活中的第一優先考量。

在藝術治療工作室中，我總是以同樣的方式歡迎青少年進入工作室。我會在門口對病患打招呼：「歡迎你來工作室。」這句簡單的話語，強有力地在我們碰面的剎那，為進入工作室

的青少年定下了一個基調。我傳達了對即將開展的工作的期待
和興奮，也對於他們在這裡，表達一種熱情和真誠的喜悅。這
是以一種重要且含蓄的方式來開始建立創造性的渲染力，而這
正是我要青少年能參與其中的。

　　當青少年進入工作室時，永遠有所需的材料和工具有條理
地呈現在青少年面前，這點是很重要的。這意味著我在會面之
前花時間準備，以確保我們擁有所需要，並且「監測」（moni-
tor）工作室中的一切物品。例如打底劑、畫布或是陶土快沒
了，就是該補充的時候了。假如一個青少年正在創作的高峰期，
他需要的材料卻用完了，使他必須延緩創作，沒有什麼比這個
更致命的了。

　　儘管有時不容易做到，我盡量將自己的情感和態度保持一
致。這意味著我有時必須扮演一個「治療性演員」，因為我有
時候會覺得不舒服、有時也許剛開完一個令人相當沉重的會議，
也可能我來工作之前，跟我太太吵了一架。不論原因為何，當
我與青少年工作時，將自己的個人生活暫時放在一旁，是很重
要的。我幾乎從未與青少年分享我的生活情形，因為這樣做會
在他們的身上放一個不必要的擔子。青少年對我的狀況，一點
忙也幫不上，而這也不是他們來工作室的主要目的。青少年來
工作室，主要是為了接受他需要的治療，因此我的責任是：永
遠給予他們全然的關照。

　　我在工作室中總是會有一幅正在「工作中」（painting in
progress）的作品。我對藝術表現的承諾和熱情洋溢在空氣中，
成為空間裡不言自明的一股力量。Henley（1995）寫道：「在個

案在場的情況下工作，藝術治療師示範了重要的藝術創作行為，使個案能開始認同，並且運用。」（p. 190）我的工作通常成為問候青少年病患的儀式之一；病患進入工作室，問道：「你在畫什麼，Bruce？」這提供了我一個以深沉的方式示範自我探索和自我表現的機會。

　　與青少年工作的藝術治療師對於負面行為能發展一致性的回應，也相當有幫助。舉例來說，一個新來的病患進入工作室，憤怒地口出髒話，我的回應永遠是大聲說：「一出局！」他們以一種看見瘋子似的表情看著我，我就會問他們懂不懂棒球，接著我說：「在工作室裡，有一個安全且自在的氣氛相當重要。說髒話會使人感覺尖銳不安。當然，我知道你剛來，我也知道大家總是有時候會說溜嘴，所以我發明了一個三振出局的規則。你只是一出局，而我想你也不願意再回到青少年部門裡，不過假如三振的話，你就必須回去。」

　　可預測性回應的另一個例子是：一個青少年抱怨「我好無聊」，我會說：「你知道嗎，無聊來自於缺乏良好品質的關係。想一想：假如你可以去康尼島[5]玩，但是你不喜歡跟你一起去的人，這樣你可能也會覺得無聊。相反的，假如你跟你要好的朋友在一起，就算只是坐在房間裡一整天，說不定你也不覺得無聊。我希望你在這可以發展一些有品質的關係。」

　　第三個例子是，每當病患說：「這地方爛透了（sucks）。」

5　譯註：康尼島（Coney Island），坐落於紐約布魯克林南方，是美國第一個遊樂園（amusement park）。在十九世紀末期至二十世紀中葉期間，平均每年吸引數百萬遊客造訪此地。

我會說：「哎呀，『爛』這個字真尖銳。為何不說：這個地方很『嗆』。這樣既表達你的想法，又不至於太尖銳。」

　　每當遇到這三種狀況，我的回應總是保持一致。這使得工作室中的其他成員都幾乎能模仿我的回應。我認為他們能夠模仿我的回應，對我而言是很大的鼓勵，這表示他們能預測我對於負面行為的回應。這個隱微卻重要的過程，加深了我和青少年的關係。

　　我也有意識地在工作室中發展開始和結束的儀式。如同我之前提及的，我會站在工作室門口，歡迎成員到來。「歡迎來到工作室」的問候，成為進入工作室前的儀式。接著，就是蒐集工具、材料，和將要繼續完成的作品。每次時間將要結束時，我會對團體說：「還有最後五分鐘。」當要準備離開的時間到時，我會再次宣布：「清理時間到了，年輕的美國人。」在這些狀況中，確切的用詞並不重要，重要的是我每次都保持一樣的口吻和態度。

　　這些事情，當然還有更多更多的例子，讓青少年感覺到工作室是一個安全、可預測的地方。他們會事先知道他們被期待的是什麼，還有我將如何對待他們。這些可預測的元素，建立了工作室的界線（boundaries），使工作室成為一個安全的容器，包容青少年創造過程中的驚奇、神祕和不可思議。

● 工作室必須專注於藝術創作及建立關係

　　藝術治療師所給予青少年的最大禮物即是藝術創作。許多

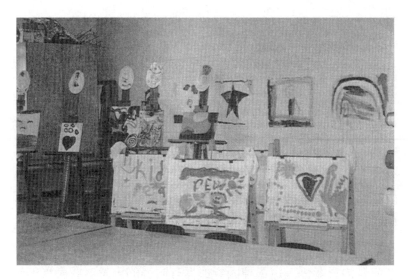

圖 20　國立兒童和平醫院的藝術治療工作室

致力於青少年心理治療的專業領域，都因其口語取向而受限，例如：精神科醫師、心理學家、社工、口語性的諮商師、藥物濫用治療師。藝術治療師擁有獨特的優勢，在視覺上、觸覺上、動覺上及能量上促發青少年的投入。此外，藝術創作使病患和治療師能透過活動統整感受、想法和身體感官。沒有任何口語取向的治療，能如此輕易的引發全面性的接觸管道。

　　「藝術即是治療」的特質使我們的治療工作與藝術創作緊緊聯繫在一起。因此，當我們思及藝術治療工作室時，我們必須特別注意到工作室是否能引發藝術創作，並且同時建立治療關係。我要非常清楚的強調此觀點，因為我認為許多藝術治療的文獻忽視了此重要觀點。在「藝術作為治療」模式的藝術心

理治療工作室中，我與青少年的工作注重藝術創作的過程，以及透過彼此陪伴、經驗分享中所建立的關係。藝術治療的一些作者通常會將藝術創作視為一種建立關係的工具。在我的觀點看來，這是對於藝術創作的力量極大的誤解。藝術創作並不只是建立關係的一種手段，相反的，這是最自然的建立治療關係的基礎。換句話說，我不透過有技巧的口語表達與青少年建立關係，反而願意與他們一同工作來建立關係。這樣的事情是藝術性的，而且我們共同創造這個關係。一方面，藝術創作為關係的建立提供了一個空間（arena），另一方面，我們所建立的安全關係又能產生作品。在工作室中，不論是工作室、藝術創作或是治療關係，這三種因素都具有同等的分量。我發現如果我過度重視治療關係，結果不僅影響到藝術創作，連關係都會因此而受波及；同樣的，如果我過度重視創作活動，則治療關係也會受到影響。

我所提倡的這種藝術治療模式對於西方的二元思考（binary thinking）的習慣帶來挑戰。而這種二元性的思考習慣也一直盛行於藝術治療專業；傳統藝術治療的論述中，許多作者不是將自身的取向定位於著重治療關係，就是著重藝術創作的過程。我相信藝術治療工作室的取向不該是兩者取一的零和選擇，相反的，我們卻應該同時重視治療關係和藝術創作兩個層面。

Chapter 10

青少年藝術治療
的六個常見主題

青少年藝術治療旅程中常見的六個主題是：認同混淆、冒險、自殺、自我嫌惡（self-loathing）、強烈憤怒、恐懼被拋棄。不論病患的診斷為何，與青少年工作的藝術家─治療師必須思考這六個主題，以作為了解青少年病患的面向之一。以下是說明這六個主題的一些案例。

● 認同混淆

就如同之前青少年發展任務中所提及的，青少年階段是一段「不同步」（unparalleled）的改變階段。這是一段探索自身長處，了解自身短處，並且形塑未來夢想的階段。理想上說來，

這樣的歷程將使人了解「我是誰」和「我想要變成怎樣的人」。青少年逐漸發展出能夠誠實且真誠地面對自己生命的能力。這個階段認知歷程的改變，使大多數青少年能完成這個任務。然而，這個尋找認同的任務有時也會導致一些顯著的失功能行為。

　　成功的藝術治療的常見因素之一是：青少年對自我概念的重大轉變。這些改變通常是很令人焦慮且可怕的。青少年時常想回到舊有的方式，因為覺得自己無法面對成長的不確性。

Jenna

　　Jenna 今年十六歲，被診斷為重鬱症（major depression）[1]。她到藝術工作室時只有十四歲。從那時開始，她就一直參加日間病患的藝術治療團體，但過去一年她參加團體的次數大量減少。這一年中，她的學校成績和在校表現並不成問題。在學校，她的成績中等，並且有一群要好的朋友；在工作室裡，她作品的主題圍繞著：與父母的衝突、考到駕駛執照、約會。Jenna 不論在藝術表現和行為上，都能夠以正向的態度面對這些問題。

　　然而，她的生活中發生了三件事，使得 Jenna 在藝術治療

---

[1] 譯註：重鬱症須符合以下特徵 1 或 2 以及 3 至 9 中四項，並且為時兩週以上：(1)經常感到情緒低落、沮喪或絕望；(2)對日常活動皆失去興趣或樂趣；(3)胃口不佳、體重顯著減輕，或食慾增加、體重顯著增加；(4)失眠或睡眠過度；(5)精神運動激昂或遲滯；(6)常感到疲勞或缺乏活力；(7)無價值感或過度不適當的罪惡感；(8)思考無法集中、注意力減退或猶豫不決；(9)反覆地想到死亡或已有一詳細自殺計畫〔參閱孔繁鐘、孔繁錦編譯（1997），《DSM-IV精神疾病的診斷準則手冊》。台北：合記〕。

工作室中顯得極度憂鬱，覺得自己格格不入，還提起一些她幾個月來都不曾困擾過的問題。那就是她通過了駕駛執照的考試，她心儀的男孩提議發生性關係，以及她這學期拿到四個 A 和兩個 B。

Jenna 在那個下午畫的是一個人扛著過重的背包，企圖在繩索上取得平衡，而在他下方的是一個深谷。當她談她的畫時，她說近來的這些成功經驗，導致許多前所未有的要求，「更多東西將被塞進包包裡，然後我就會失去平衡。」她很害怕無法掌握來自父母的要求，還有她跟那個男孩終究會失敗，然後「一切事情都搞砸了」。

我覺得 Jenna 對於自己的成功感到相當不安，而且對於隨之而來的責任和自由無力招架。她剛拿到的駕照象徵著她能夠脫離父母，獨立自主。好成績帶來一種勝任的感受，並且意味著在學業上被期待持續表現良好。這些對她來說都是全新的經驗。我也想知道她是否將次數逐漸減少的藝術治療，解釋為我不再在乎她。這些事件使她的焦慮逐漸增加，並且暫時退化回到她舊有的認同：一個悲傷且不適應的女孩，將一切事情歸咎於自身的憂鬱。

Jenna 的故事為青少年常見的認同問題提供了一個例子。她覺察到自身的舊有認同是一個不適應、沒自信、且低成就的年輕少女，這個認同允許她只能夠表現自己局限的部分。儘管她對於這種存在狀況並不滿意，她卻也無法承擔在別人眼中成為一個獨立、性感、有能力的人的壓力。她只好暫時躲回舊有、已知的憂鬱認同，在那裡雖然悲慘，卻安全又熟悉。

　　我建議她接下來的一個月，我們回復每週一次的藝術治療工作室時間，好讓她在掙扎於恐懼時，能夠得到支持。針對她對自身能力的恐懼和不安，進行了幾週的藝術性探索後，Jenna又轉回朝健康之路的軌道上邁進了。

● 冒　險

　　對於與青少年工作的藝術治療師和其他的治療師而言，最大的困擾之一，來自青少年常常喜歡挑戰各方面的極限：不論是體能上、技巧上，或是能力上的極限。有一個青少年曾對我說：「不管我開車開得多快，我知道我的身體反射一定比車子還快。」這句話反映了青少年時常擁有的自我的不可毀滅感，因而低估自身的危險性。青少年永遠處於一種冒險和實驗的狀態。事實上，這些經驗也成為青少年未來成長的元素。不願意冒險和實驗的青少年，時常阻礙了自身獨立性的發展。與青少年工作的藝術治療師，必須對於可能被病患的冒險特質所引發的焦慮有所準備；在必要的情況下，願意對病患的行為設下合理的限制，並且又能在病患的冒險行為帶來痛苦後果時，給予接納和支持。藝術治療師必須永遠對病患的冒險行為給予回應，否則青少年會假設治療師支持他們的行為。這並不表示藝術治療師總是企圖介入或阻撓；事實上，有時青少年必須去感覺冒險所帶來的痛苦後果。不過，仍要強調的是，在會談過程中，藝術治療師必須對一切被提出的無益冒險或嘗試，給予評論。

Diana

Diana是一個十五歲的少女，被幾個比她年長的男孩性侵害後的那個早晨，她來到醫院。前一個傍晚，她和其他兩個朋友參加了足球比賽。在比賽中，幾個男孩邀請她們到體育場地下室隱祕的酒吧喝啤酒和吸食大麻。Diana從未喝過啤酒，當然也從未吸過大麻。不管如何，那晚這些男孩的邀約對她來說相當誘人。這些較年長的男孩邀請她和她的朋友不僅僅喝一瓶啤酒，而是喝了許多酒。當她們酒醉的時候，這些男孩強迫她們口交，其中一個男孩還強暴了 Diana。

在我對 Diana 做的圖畫投射測驗中，她告訴我她一直對於危險感到興奮，但從不覺得真的會有不幸的事發生。她說她一直被朋友認為是「乖寶寶」，而這也可以從她將朋友的反社會冒險行為美化的情形中，得到證實。

我對她說：「妳的圖畫看起來似乎很痛苦。我知道一直要循規蹈矩很難，但要冒險也不見得容易。」

「是啊。」她說。

在這個故事中，Diana所冒的風險通常也是一般青少年的狀況：一步一步地逐漸走向危險。首先她跟隨那些男孩到隱蔽的地點，接著又接受他們請的啤酒，直到酒醉。每一個動作她都將自己暴露到更具風險的狀況。青少年最常見的冒險行為，通常牽涉到新奇的、模仿成人的活動，例如：喝酒、開車、性行為，或是表演危險動作的噱頭。通常這些行為的開端都是小事，但危險性卻逐步增加。

　　讓這些不必要的冒險行為複雜化的狀況是這樣發生的：青少年往往會嘗試一些小小的、不必要的冒險行為，並且不造成任何損傷或負面結果。戒慎恐懼的大人對這些小小冒險行為的反應，更加深了青少年將成人和權威角色視為不合理的捍衛者的印象，而這些大人卻往往完全不了解青少年世界的運作方式。

　　藝術治療師與具有冒險行為的青少年工作時，必須對其冒險性的嘗試維持一致、清楚、且重複性的回饋；且要強調的是，這些介入必須是一種平靜且藝術性的回應。藝術治療師能注意到青少年逐漸加劇的冒險性行動是相當有幫助的。在我的經驗中，這些介入，在個別性的會談中比團體的狀況中效果良好。當青少年與藝術治療師在個別會談的狀況下，病患較能夠以理性的態度思考自身行為。在同儕包圍下，青少年往往會為了逞強或好面子，而無法理性思考。

● 自　殺

　　情緒失功能的青少年的警訊之一是：自我傷害、自殺意念和自殺行為的可能性。自殺是青少年最常見的死亡原因。Steiner（1996）提到十一到十五歲青少年的自殺意念是一般人的三倍（p. 16）。

　　自我傷害與自我毀滅可用一連串的想法和行動的光譜呈現。一般說來，自殺可從兩方面評量：(1)動機——病患想要死的程度有多高？(2)方法的致死性——自殺手段的有效性？舉例而言，手腕上輕微的割傷的死亡危險性相對較低；然而深及動脈的割

傷卻相當危險。缺乏經驗的藝術治療師或其他心理臨床人員，對於青少年的多次自殺企圖往往有所誤解。他們視多次的自殺企圖為病患的操弄行為。事實上，證據顯示：病患的致死性隨著自殺企圖的次數而增高，藝術治療師必須特別注意象徵性的自殺企圖。一個吃下幾顆輕劑量的阿司匹靈，與一個臥軌的青少年，可能訴說著完全不同的故事。藝術治療師必須盡力去發現病患所上演的這些劇碼、表演背後的真正意義。幾年來我曾對這個主題思考良久，我發現自殺的企圖，通常有清楚的前兆。在企圖自殺之前的青少年，通常會逐漸產生社交上的退縮，並且會留下非直接、象徵性的訊號給他人。常見的警訊包括：男女朋友的關係突然結束；擔心不適當的反社會行為，帶來法律上的介入或社交上的負面影響，或經歷令人挫折的重大失敗。

David 的死亡

　　David 今年十五歲，他在學校一直面臨許多困境。他成績不好，且常常與師長有所衝突。許多跟他接觸過的人都覺得他有些狀況。一天早上，趁他的父母去上班，其他兄弟姊妹坐公車上學後，David 拿他父親口徑規格十二的步槍，舉槍自殺。隔天，David 自殺的消息像野火一樣蔓延整個學校。學校的師長都知道他，他總是穿黑色的衣服，而且在耳朵、鼻子、眼皮上打洞。David 被診斷為學習障礙（learning disabilities）[2] 及過動症（attention deficit-hyperactive disorder）[3]。他也時常被發現吸毒。他抽菸，而且常待在學校的行為問題教室。他家中衝突不斷，比他年紀大的兄弟姊妹們也都有行為問題。

　　David 自殺的前一晚，打了幾個電話給朋友，告訴他們他將要「做最後的一件事」。不幸的是，沒有任何一個朋友對他的企圖有任何回應，一直到一切都為時已晚。David在這之前，也曾經想自殺而求救過幾次，但朋友們只是假設：這又是另一次想要獲得注意力的威脅。

　　David 死後，他的幾個朋友給他的父母看他之前常畫被機械絞死、棺材，和被斬首的人。他的朋友都很沮喪，並且無力面對心中的罪惡感。

　　從很多方面看來，David的死是青少年自殺的典型例子。他面對了許多困難：學習障礙、行為問題、藥物濫用和憂鬱。此外，David缺乏來自家庭和成人權威角色的支持。很明顯的，他的第一次自殺行動相當刻意且致命。他並不是在開玩笑。

　　David的朋友所感受到的憂鬱和罪惡感，是相當常見的反應，並且有時可能會引起所謂的自殺傳染（suicide contagion）。

2　譯註：學習障礙是一群學習異常現象的統稱，包括各種不同的類型。這些學習上的異常是因為神經中樞的異常而導致，並不是由於智能障礙、感官缺陷、情緒困擾、環境文化等因素所造成的。學習障礙並不同於一般說的學習困難，必須要符合以下原則：學習障礙者一般智力在中等或中等以上；學習障礙者在聽、說、讀、寫、推理、運算的學習上，會出現一項或多項的顯著困難〔參閱孔繁鐘、孔繁錦編譯（1997），《DSM-IV 精神疾病的診斷準則手冊》，台北：合記〕。

3　譯註：過動症全名為「注意力缺失過動疾患」，主要病徵是：注意力不良（inattentive）；過動（hyperactive）；衝動（impulsive）〔參閱孔繁鐘、孔繁錦編譯（1997），《DSM-IV精神疾病的診斷準則手冊》，台北：合記〕。

我相信不論何時，藝術治療師認為病患可能有自殺意圖，都應該對此懷疑有所行動。現在，我要清楚的說明並沒有任何絕對的圖像公式，能夠指涉青少年自殺意念的歷程。事實上，我發現將某些圖像視為象徵青少年自殺意念，是相當有問題的。舉例來說，一條隱沒在黑暗之中的道路也許指涉自殺意圖，也可能表示對未來的困惑，也可能是對週末約會的不確定感，或是對父母可能離婚的擔憂等等。不論如何，當我看青少年的作品時，如果我腦中閃過這個孩子可能有自殺意念時，我會將這個直覺視為需要後續追蹤的訊息。後續的追蹤可以有許多形式：我也許會邀請這個青少年一起完成一幅作品，以對他當天的狀況有清楚的了解；我可能邀請他進行詩的創作，幫助他以口語性的隱喻方式，對其作品進行藝術性的回應；我也可能對這個病患做特別仔細的觀察，並注意是否有其他關於自殺的可能線索；我也可能只是簡單的對病患說：他的作品使我想起自殺這個主題，並且看他如何回應；我也會問病患他是否曾有想過自殺；也可能與病患談他的作品，並看他對自己的作品有何解釋；另外我也可能讓治療團隊的其他人了解我的關切，並且看他們是否有類似的疑慮；或是覺得必須告訴病患或其父母和其他監護人我的疑慮。假如我的感覺很強烈，我可能做上述的任何一個處理或是採取許多策略。針對青少年可能的自殺企圖，這些策略都是可行的。我也總會尋求督導或是同事的協助，以幫助我釐清對病患的感受及其可能的自殺意圖。

● 自我嫌惡

在我與青少年進行藝術治療的許多年來，我所接觸的住院治療、日間留院，或是出院的病患中，我從未見過任何青少年不曾有過任何一點自我嫌惡的感受。對這些青少年而言，自我嫌惡有許多層意義：可能是「我覺得糟透了、鬱悶、像個失敗者」，「我很壞，我傷害了我所關心的人」，「我可能會傷害你」，或是「我把所有人的事情都搞砸了」等等。

Susan

Susan 帶著長期的反社會和破壞性行為的病史進入醫院；她曾經涉及藥物濫用、販毒、偷竊、破壞公物，以及逃學。她的母親是個單親媽媽，完全無力掌握這個叛逆的孩子。Susan 曾經在短期的青少年危機處理機構中待過一陣子，那是一個為青少年法庭提供診斷和治療建議的機構。Susan 進出少年法庭已經四次了，法官關切她的累犯可能指涉著需要給予長期監禁的慢性犯罪性行為。她目前面臨對一個男孩傷害罪的告訴。這個男孩是她分手的前男友，Susan 在校車上以刀子威脅他，幾番掙扎後，她的前男友受到重傷。

在 Susan 進入表現性藝術心理治療團體前，一個護士打電話給我，要我特別注意她。「我不會背對她，她極端危險。」這個護士說。「還有，確保門上鎖了，她一有機會就會逃走。」

我向護士保證我一定會注意。

　　Susan安靜的進入團體室。她雖然只有十五歲，看來卻像二十五歲。她的眼睛暗沉且微怒。她的脖子下端有一個刺青，並且戴著鼻環，這使她看起來有些令人難以接近。當她進入藝術治療的團體室時，她眼睛低垂，頭髮顯得油膩而未整理，她的衣服上有菸味。「哈囉，」我說。「妳一定是 Susan 吧，我是 Bruce。歡迎妳來到表現性藝術團體。」

　　「是啦，隨便啦。」

　　她環顧四周，眼睛盯著一幅前一個團體掛在牆上的畫。這幅畫是被黑色、藍色線條環繞的紅色傷口。「你畫的嗎？」她問。

　　「不是。這是一個早上團體的成員畫的。」

　　Susan懷疑的看著我。「怎麼還會在那？」她的聲音顯得刻薄不屑且帶著敵意。

　　「嗯，很多時候成員決定把畫貼在牆上一陣子。」我說。

　　「她可以把畫帶走，但是她選擇把畫留在團體室的牆上一陣子。」

　　「她為什麼這樣做？」

　　「嗯，妳要自己問她才能知道真正的原因。不過我想也許因為她覺得自己畫得很好，所以她希望讓其他人也可以看到。」

　　她做了個嫌惡的鬼臉。「這很賤，誰會喜歡這種畫。」

　　已經來工作室幾個星期的男孩Steve，聽到她說的話，回應道：「我喜歡。」

　　Susan 轉向他，不屑的說：「誰鳥你。」

　　「Susan，我要妳在團體時，不要講髒話。這會使團體的氣氛很不安全，我不能讓不安全氣氛存在這裡。」

Steve不安的移動一下椅子。「也許沒人該死。不過我剛聽到妳跟 Bruce 說的話，我一開始來這裡時，我的感覺也跟妳一樣。Bruce 跟我說畫畫能幫助我，我想他一定是瘋了。」

「聽起來有點刺耳。」Susan 說。

我說：「Susan，妳的付出將會跟收穫成正比。不會多，也不會少。」

Susan打了個呵欠。「哇，這還真新奇。說些新鮮的吧，我聽煩了。」她嘆氣。

我說：「妳知道嗎，Susan，厭煩來自於缺乏良好品質的關係。現在，我們開始工作吧。」

面對對自我感覺極差的青少年，藝術家—治療師需要堅信自身所做的事，不僅正確且具有治療性。當我們相信創作的歷程所帶來的力量時，我們的信念會具有感染力。同時，我們必須願意接受青少年對自身的看法，並且不要企圖在時機未成熟時，與之爭論他並非他所想的那麼糟糕。對一個陷在自我嫌惡的網羅中的青少年，大人企圖指出其所擁有的良好特質，只會顯得治療師的愚昧和虛偽。顯然，假如青少年覺得治療師愚蠢或不真誠的話，他們將不會把治療的歷程視為一回事。

藝術家—治療師不該試圖說服青少年他沒有那麼糟糕，而應該試著讓青少年在藝術創作中探索自我嫌惡的主題。例如：運用在 Susan 上的一個成功圖畫主題，是描繪「敵人」。Susan的圖畫中描繪一個怪獸似的醜陋形體，她的目標是——將一切搞砸。與圖畫對話的過程中，Susan 表示這個怪獸之所以如此壞，是因為這個世界對他很殘酷。這當然是 Susan 隱喻性的內

省歷程的開端。最後，她開始能夠覺察其自我概念，並且以較
正向的態度，重新建立自我形象。

　　藝術創作是一個自我超越的活動。通常，藝術治療師工作
的病患往往相當自我苛責且負面。他們對自我的負向形象以無
助、自我攻擊、反社會行為及無力維持真誠的關係等形式展現。
由於只有透過自我超越，個人才能發現其存在意義，因此在藝
術治療的旅程中，使病患能投入自身以外的事物，是極為重要
的。在表現性藝術治療團體的脈絡中，超越舊有的自我形象是
必要的工作：病患間彼此互動，且對彼此作品的互動，如同
Steve之前所做的。在這樣的方式下，一種不需要言說且具有感
染力的良好氣氛，將開始阻斷青少年的自我嫌惡。

Frannie

　　Frannie到表現性藝術團體已經五次了。她今年十三歲，患
有厭食症（anorexia nervosa）。她是個刻板、控制性強且冷酷的
女孩。她在團體中的作品一直都顯得相當拘謹且放不開。

　　Bruce 對團體說：「今天，我希望我們先在紙上畫七個圈
圈。把你的名字寫在圖畫紙上端。現在，你可以四處走動，在
別人的圈圈裡畫下一個圖像，代表你對他的印象。」

　　青少年都很喜歡這個活動。這個活動將焦點集中在同儕對
他的看法，並且以圖像方式展現。這個活動符合了青少年發展
階段的動力：對朋友如何看待自我的強烈興趣。

　　Frannie說：「我不覺得我應該做這個活動，我真的不太了
解大家。」

　　同儕：「沒關係，Frannie。妳在這裡已經很久了，妳了解我們的程度就像我們了解妳一樣。」

　　Bruce：「盡妳的能力，Frannie。我相信大家都很想知道妳如何看待他們。」

　　Frannie：「嗯，那我就只在大家的畫上一個簡單的笑臉。這樣你高興了吧？」她瞪著我們。

　　我選擇不回應Frannie挑動性的話。團體成員在房間裡遊走著，一個接著一個幫別人畫。在討論時間中，當討論到Frannie紙上所畫的圖像時，整個團體的氣氛顯得相當凝重而緊張。

　　Tom：「Frannie，我畫了一個鐵槌給妳。妳似乎總是不停的打擊自己，從不停止。至少在我的眼中是這樣。」

　　Frannie：「Tom，你一點都不了解我。而且我覺得你並不是很敏銳。」

　　Patty：「妳聽到 Tom 說的嗎，Frannie？」

　　Frannie：「我聽到了。」

　　Patty：「我畫的是罐頭湯。這些都是同樣的湯，排成整齊的一直線。不過總是覺得有點不對勁。我不太知道為什麼這樣畫，也許是關於妳的飲食習慣。」

　　Frannie：「我怎麼吃不關妳的事。」

　　Jamie：「我只是在妳的圓圈裡塗白色。我沒法想到任何色彩。」

　　Frannie 的眼眶中泛著淚水，她試圖反駁。

　　Bruce：「沒關係，Frannie。讓這些眼淚流吧，這裡沒有人會想要傷妳。想哭就哭。」

Frannie 的眼淚奪眶而出。幾年來累積的眼淚從她的臉頰上滑落。當她淚流不止時，Patty 遞給她面紙，Jamie 靠過去，有點笨拙地給她一個擁抱。

在藝術工作室和表現性藝術團體中，病患掙扎於其自我嫌惡和壞的自我形象。透過藝術創作的歷程，他們與別人分享這些感受，並且持續的經驗他人回應中的治療性因子。有時候這些回饋令人痛苦，但也有時候，這些回應是支持性且溫柔的。對於身陷情緒困擾的青少年而言，藝術創作是透過發揮自身功能以治療其失功能的狀態。對自我感覺極差的青少年而言，這是相當有力量的治療。

● 強烈的憤怒

幾乎所有來接受藝術治療的青少年都懷著強烈的憤怒。這些青少年對各種不同的事感到生氣：父母、學校、朋友、權威角色；但這些情緒的底層，是一種幾近不可控制的憤怒。青少年的憤怒對藝術家—治療師而言，相當具有挑戰，因為這些憤怒不可避免的指向治療師。藝術治療師必須覺察到病患的憤怒，並且以非懲罰性的適當態度回應。當青少年意識到自身控制憤怒的能力將近崩潰，他們會變得非常焦慮。假如藝術家—治療師無法提供合適的藝術創作活動和媒材回應其焦慮，青少年將可能會因為感受到攻擊性和情慾所挑起的各種恐慌，而變得手足無措。假如治療師無法有效地回應，他們所可能面臨的失敗，通常是毀滅且攻擊性的表現失控（acting out）。必須特別強調

的是，青少年一定會提供藝術治療師各種憤怒的訊息。典型來說，這些警訊一開始通常是一些輕微的行為問題，假如藝術治療師不加以回應的話，這些問題行為將會加劇，直到治療師回應為止。重要的是，藝術治療師藉著回應這些早期的警訊，將使青少年感到他是被了解且涵容（contain）的，並且他的失控將是不被允許。儘管青少年對這些早期的介入反應都很負面，但在更深的層面上，他們也對藝術治療師所提供的這種支持和控制覺得感激。從過去個案與我分享的小故事中，我證實了這個信念。在事情發生的幾年後，他們感激我幫助他們控制自身的行為，儘管他們當年對我的介入憎恨不已。

以下一個簡短的例子，說明了當青少年害怕其憤怒失去控制時，如何釋放訊息。

有位十四歲的男孩，一進工作室就開始對空打拳。當藝術治療師對他的行為沒有任何反應時，他開始變本加厲地跟一個同伴對練拳擊。藝術治療師仍舊沒有對其行為有任何反應。不久，這兩個男孩正式開打，因為這兩個男孩同時喜歡上一個女生。

一開始會談時，一個十七歲的女孩在工作室的桌面上塗鴉。接著她開始用小刀在窗框上刻她名字的縮寫。接著在那個傍晚，她用破掉的燈泡攻擊她的同伴。

在表現性心理治療團體中，一個十六歲的男孩爆發了恐慌、狂怒、精神的崩潰。在發作之前，他曾以粗俗且惡意的言語，攻擊醫院的工作人員。

在這些案例中，這些藝術治療師錯誤地未能對這些青少年

的初期警訊給予回應。因此，他們變得更加焦慮，且其行為變本加厲；直到這些行動變得極為不適當，工作人員只好以肢體方式制伏病患。肢體制伏通常意味著治療團隊未能在青少年發出早期警訊時，採取正確的介入。在這些案例中，假如藝術治療師能在青少年發出早期訊號時，以適當的藝術活動及媒材介入，這些狀況都很可能避免。

案例一：一個十四歲的男孩，一進到工作室就開始對空打拳，並開始變本加厲的跟一個同伴起衝突。這時，藝術治療師應該說：「哇，你還真是精力充沛。何不幫我釘畫布呢？」藝術治療師能藉此點出並且評論他的行為，接著為其攻擊性行為提供適當的出路。這個簡單的介入，將很可能避免這個男孩涉入之後與同伴的打架行為。

案例二：在一個表現性心理治療團體中，一個十六歲的男孩以粗俗且惡意的言語攻擊醫院的工作人員。如果當時藝術治療師說：「喔，John，在這裡請不要說髒話，髒話讓團體感覺不安全且負面。現在，你想不想畫一幅表達你現在憤怒的情緒的畫？」藉著這樣做，藝術治療師將提供病患所需要的界線，並且給予病患以社會可接受的方式表達憤怒。這種包括表達（expression）和包容 [4] 的方式，也可能幫助病患處理自身的想法和感受，以防止接下來的精神崩潰。

就如同之前所討論的，當青少年提及或表現出任何藝術治療師認為是負向、破壞性的行為，藝術治療師必須對此表示意見，否則青少年將視治療師的沉默為認可。

---

[4] 譯註：參照第八章譯註 1。

　　與青少年工作的藝術治療師，必須對於即將面對的憤怒、醜陋，和人類生存的黑暗面有所準備。青少年往往會直接對治療師展現其憤怒，藝術治療師必須注意不將這些憤怒歸因於個人。將青少年所展現的憤怒視為一種禮物，因為它真實的呈現了他們的處境。如果我們不同時接納其形式，我們也將無法鼓勵自我表達。

● 被拋棄的恐懼

　　一再提及青少年的許多特徵中，在圖像上表現最多的，莫過於對於被拋棄的恐懼。青少年往往被父母或是其他監護人要求接受治療。不論是情形嚴重的住院治療，或是程度輕微的參加藝術治療工作室，從某個程度看來，這都是象徵著被遺棄的行為。接受治療這件事本身對青少年而言，通常都是一個創傷經驗。在許多狀況下，病患本身對於自己為何需要治療並不清楚。他們對於自己可能生病了感到憤怒，通常青少年會覺得大人在懲罰他，並且覺得藝術治療師一定會傷害他。最後，青少年想像治療師一定會放棄且拋棄他。

　　青少年對於被拋棄的恐懼底下，隱藏著許多其他的恐懼及不安。通常，由於這些感受太過深沉，他們往往以圖像而非口語的形式表達。Rinsley（1980）提出了其他主題，伴隨著被拋棄的恐懼。「怕大人不了解；怕大人報復；怕缺乏大人的控制；怕大人不原諒其不好的行為；怕滿足自身直覺的需要；害怕依賴，因為這將使我陷入脆弱的位置；我一旦被拋棄，將陷入惶

恐無助。」（p. 19）

Carolyn

　　藝術創作的過程，通常使青少年體會到自身終極的孤獨感，而這些感受往往透過圖像的隱喻方式表達。Carolyn 進到醫院時正值十六歲，進醫院時的診斷是復發／嚴重型重鬱症（296.3 Major Depression, Recurrent/Severe）[5]。她在四歲時被父母拋棄，從此之後她陸續住在幾個親戚家，並且曾經待過兩個寄養家庭和三個寄宿機構。她進醫院前，曾在街上流浪過幾星期。

　　她告訴醫生她對任何事都不感興趣，並且覺得任何事都不可能好轉，對未來一點都不抱希望。她住院的主訴問題是性行為混亂、酒精濫用、自傷行為。她的手臂和腿上有許多傷口，證實著她內在的絕望。

　　Carolyn 的治療團隊決定讓她參加休閒治療（recreation therapy）、時事討論團體，以及溝通技巧訓練團體。第一週接近尾聲時，她每天幾乎都有辦法讓自己因為拒絕參與，或是對工作

---

[5] 譯註：復發／嚴重型重鬱症的臨床主要症狀為：病患持續至少兩週的憂慮心情或情緒低落、對先前感興趣的事物失去興趣（例如：園藝、看電影……等），並在下列九項症狀中出現至少五項臨床症狀則可診斷為憂鬱症，例如：⑴每天心情憂鬱；⑵每天對所有的活動、興趣、喜樂都顯著減少；⑶明顯的體重增加或減少；⑷每天失眠或嗜睡；⑸每天激動或遲滯；⑹每天疲勞或失去活力；⑺每天有無價值感、過分或不合宜的罪惡感；⑻每天思考能力或專注能力減退或無決斷力；⑼反覆想到死亡〔請參閱孔繁鐘、孔繁錦編譯（1997），《DSM-IV 精神疾病的診斷準則手冊》，台北：合記〕。

人員的攻擊性態度，而被團體送回青少年部門。

　　在休閒治療團體中，她和其他成員吵架；在時事團體中，她奚落其他成員，並且說世界上發生的任何事情都與她無關；溝通技巧訓練團體中，她摳身上的疥癬，無視於治療師和其他成員的存在。這些當然使她孤立起來，也更加印證了她對自己的負向觀點。

　　這些自我攻擊的行為持續一星期之後，治療團隊邀請我一起協商對她有幫助的治療方式。當我讀了Carolyn的病例和社交史之後，發現這是她一貫的不一致行為模式。她曾經讀過四所小學、住過許多地方，也有過許多治療師。我試著想像這個世界對她而言，將是什麼樣子？各種混亂、折磨和恐懼的影像進入我的心中。

　　我建議治療團隊限制Carolyn所參與的活動和關係。我希望這能幫助她，使她的世界小一點，也安全一點。我想Carolyn也許極度需要一種穩定、持續、可預期的關係。

　　治療團隊同意了我的建議，她從許多活動中被抽出來。一組只有幾個人的護士團隊，成為她的主要照顧者，我也被要求對她進行個別藝術治療。

　　一開始，Carolyn非常抗拒與我工作。我們的第一次見面，她低垂著頭，雙手交叉在胸前，站在角落，完全忽視我的存在。第二次，她對我發脾氣，把一瓶顏料砸到牆上，還將我放其他材料的桌子推倒。我試著盡我所能將這一切看作是她送給我的「禮物」。這是一場很戲劇化的表演，展現了她內在的感受。她低垂著頭、雙手交叉在胸前、站在角落，完全忽視我的存在

的戲碼，讓我看見她的脆弱，並且希望將她的生命與現實隔離。
她憤怒的發作就像是一場舞蹈，展現了內在的憤怒和混亂。

　　當我與她相處更久時，我發現Carolyn從未經驗到自己對生命的自由和責任。她總是活在別人的憐憫（或是根本毫無憐憫）之中。當這個想法確立時，我對她的治療計畫開始成形。

　　我在青少年部門中見到Carolyn。「Carolyn，我希望我們今天可以進藝術治療工作室。」

　　她皺著眉頭，「不行。我現在正在『特別察看』中（Special Precautions）。工作人員說我很不穩定，而且可能會自我傷害。他們不會讓我離開他們的視線。因為我可能會逃跑。」她不屑的說。

　　「我還是希望妳到工作室來，」我回答。「我會跟護士說。」

　　雖然費了一番力氣，但我最終還是得到護理長的同意，將Carolyn帶離青少年部門。當我們走出部門的大門時，她轉身對我說：「假如我逃走，你該怎麼辦？」

　　「Carolyn，妳為什麼要這樣做呢？」

　　「就是想離開這個鬼地方。」

　　「我想我不怪妳。」我說。

　　「什麼？」她的嘴巴張得大大的。

　　「假如妳想要逃跑，我其實不怪妳。假如我是妳的話，我可能也會這樣做。但我希望妳不要逃跑，妳已經有過太多逃走的經驗了。」

　　那是一個很冷的二月天，雪花飄蕩在空氣中。Carolyn打了一個冷顫，把外套拉得緊緊的。她說：「你還沒回答我的問題。

假如我跑走，你會怎麼辦？」

「嗯，我想我會跟妳一起跑。」

她又接著問，「你不會試著抓住我，或是讓我停下來嗎？」

「不會，我不會這樣做。」

「那你為什麼要跟我一起跑？」她想知道。

「我想妳應該可以自由地做妳想做的事，但我也可以自由地做我想做的事。我想要跟妳一起工作，Carolyn。所以我跟妳一起跑。」

接著我們到工作室的途中，她沒再多說一句話。當我們進入工作室的大樓，我帶著她走向繪畫區。稍早之前，我釘了一塊方形的巨大畫布，大約是四呎見方。我遞給Carolyn一罐打底劑，說：「我們把這塊畫布準備好吧。」

「要怎麼做？」她問。

「我們要把表面都塗滿打底劑。」我回答。

「接著呢？」

「那就隨便妳了。」

「什麼？」她又問了一次。

「妳可以在這畫布上愛畫什麼就畫什麼。我會盡我所知幫妳，但妳必須要決定畫什麼。」

「是喔，」她不屑地說。「假如我想畫一個寫著『去你媽的』（fuck the world）的看板呢？」

「假如妳真的想的話，那就畫吧。不過我希望妳能更有創意一點，F.T.W.[6] 誰都會說。」

---

[6] 譯註：fuck the world 的縮寫。

當打底劑乾時，Carolyn說：「我需要一些顏料。」我指給她擺放壓克力顏料的櫃子。她選擇了紅色、藍色和黑色，還有一些大大小小的筆刷。

Carolyn用鉛筆把這些塗鴉式（graffiti）字母的外框打草稿。她一直偷偷用眼角瞄著我，想要看看我對這個叛逆圖像的反應。我的確也跟她說 F 和 W 要大寫。

「你真的要讓我畫這個嗎？」她問。

「是啊，我跟妳說妳可以畫任何妳想畫的。不過我並不認可妳所做的，所以我希望妳在這次會談結束後，可以把畫收起來。我也向妳保證我不會把這幅畫掛起來，但我不會阻止妳去做妳覺得需要做的事，而且我也不會拒絕妳。」

因此，Carolyn 開始把 F 塗黑。這次會面結束時，她已經畫了前兩個字母。當她再次畫時，我也繼續完成我的畫。我的圖像是一面石牆，這座牆之後的背景是騷動不安的強烈色彩。砌成這面石牆的單一石塊上，刻著許多我已經失去聯絡的老朋友的名字。

Carolyn把她的筆放下來，嘆氣地說：「我累了，你在畫什麼？」

我想了一下，「Carolyn，我一直在想我人生的種種轉變。我不確定我喜歡所有的改變。總而言之，我想要畫我失去聯絡的這些朋友。我想，這也許是一種說再見的方式。」

她看了看自己的圖，說：「這讓我覺得自己的圖很醜陋。」

「Carolyn，」我說。「我知道來住院一定不好受。妳對這個世界感到生氣沒有關係，妳對我生氣也沒有關係。但我要告

訴妳，我很喜歡在這裡畫畫。」

「我什麼都不喜歡。」她說。

「Carolyn，我相信事出必有因。妳不喜歡任何事情一定有妳的原因。」

她看著黑色的 F 字母，靜靜地說：「幹，我可不可以重畫？」

「Carolyn，」我對她說，「妳可以做任何妳想做的事。藝術就像人生，假如妳不喜歡一幅畫，那就重畫；假如妳不喜歡妳的生活，那就把它抹去重來。我會一直跟妳一起，哪兒也不會去。妳可以改變妳的畫。」

她拿了打底劑，又重新上一層石膏底。

在下一次會面中，出現的是一幅細膩描繪恐懼和希望的圖像。Carolyn 把畫布的左手邊塗滿深藍色，接著，在藍色之上，她畫了紅色和紫色的斜線。她說每一條線都代表「一個離開的人」。她在圖畫的右邊畫了粉嫩的黃綠色，這個顏色充滿柔軟、涼爽、生長的感覺。她告訴我圖畫的右邊代表的是「信任」。

＊　　　　　＊　　　　　＊

藝術創作讓青少年能夠以隱喻的方式，表達他們內在對於擔心被拋棄的深沉恐懼，以及對於建立關係（attachment）的深切渴望。在藝術治療師陪同下，青少年能夠以一種安全的方式表達這種恐懼，並且同時與治療師建立關係。只有在關係足夠穩固的狀況下，青少年才能夠進行心靈修復工作。透過分享藝術創作經驗，青少年病患為自己的生命下註腳，也就是說，成為自身生命意義的創造者，並且承擔伴隨而來的責任與自由。深入來看，自由即是責任。了解自身的責任就是了解到自身即

是自己人生故事、意義和命運的創造者。

　　這些觀點對藝術治療師而言相當深奧，讓我們以病患作品的發展歷程來做一說明。Carolyn 有絕對的自由決定要如何創作她的作品；一開始，她選擇畫她所熟悉、負面且憤怒的圖像。隨著關係進展，她開始接受她對作品的責任。不論她的作品成功或失敗，除了她自己，沒有人可以為此負責。Carolyn 在藝術上的自由，微妙地與她的責任牽連在一起。她不需要逃避面對痛苦，因為她了解自己在關係中被無條件的接納。無論她做什麼，我都會和她在一起，我將不會拋棄她。

　　與青少年工作的藝術治療師往往會與認同混淆、冒險、企圖自殺、自我嫌惡、強烈憤怒，以及害怕被拋棄的青少年共處，這些沉重且痛苦的議題，也往往是青少年創作的主軸。藝術治療領域的優勢在於：人類歷史上有許多畫家、詩人、劇作家，總是願意不斷地將他們在這世上所見的掙扎表現於創作中。藝術家願意與孤獨、憤怒、醜陋，以及渴望經驗存在意義之間，進行角力；他們也願意為此受傷，在所不惜。在臨床工作上，我一次又一次的見到：藝術創作能紓解青少年所受的苦。我曾見到情緒上遭受很大痛苦的孩子，以象徵的方式創造了宛如怪獸的恐懼圖像；我也見到他們英雄般、有創造力的自我展現之後，得以與人建立持久的關係。我傾聽他們的故事，也聽見他們願意放棄對別人的無意義埋怨和責難，並以一種歡迎的態度，勇敢接受自己生命的責任。我盡我所能，幫助他們說自己的故事；像一個藝術家助產士，幫助他們重生。有時我與他們在這場創造性和治療性的戰爭中一同戰鬥；也有時，我像個熱切的

觀眾，對他們作品的意義深感興趣。有時那些怪獸實在太厲害了，於是以悲劇收場；也有時，我們一同歡慶勝利。不論結果如何，我總是對這些青少年藝術家／病患的努力和勇氣感到敬佩和讚賞。

　　藝術家—治療師之所以能夠面對青少年病患醜陋、崩毀的面向，是因為我們知道這些都能夠透過藝術而轉變。藝術創作能幫助青少年建立自我認同、鼓勵合宜的冒險、減少自殺行為、轉化自我嫌惡、舒緩憤怒和被拋棄的恐懼。只要青少年願意提筆創作，希望就在不遠處。

Chapter 11

以藝術作為治療
的青少年團體

本章中，我將檢視青少年藝術治療團體的基本原則，並且討論以藝術作為一種治療（art as therapy model of psycho-therapy）的團體心理治療模式，在臨床上所具有的特殊益處。

在青少年的生命中，很少有比同儕對自己的看法還重要的事了。被朋友所認可或拒絕，對他們的影響力無法再更被強調的了。青少年的重要心理任務是：成為獨立運作的成人。為了完成這個任務，青少年必須能成功地從家庭的安全保護中脫離。他必須脫離父母掌控，以建立個人認同，這可能是很令人心驚膽戰的任務。這個任務往往使他們在情緒上難以招架，也因此必須循序漸進地進行。為了減輕對於獨立和自由的恐懼，青少年因此藉由從同儕獲得認同，取代來自父母及家庭的支持。藝

術治療團體對許多受苦的青少年而言，常扮演著一個重要的治療角色：團體結合了以藝術自我表現的安全、架構（structure）等種種好處，以及同儕的互動，並且是在藝術家—治療師的接納和引導下進行。

　　藝術治療團體如何幫助青少年病患呢？某個程度而言，這是一個簡單的問題。然而，如果能將此問題說明清楚，那麼與情緒障礙青少年工作的藝術治療師，將可以掌握一些重要的原則，以面對與青少年工作時激烈且令人困擾的兩難問題。在團體中，藝術創作扮演著治療性改變催化劑，並且是藝術治療師發展藝術性治療策略和計畫的基礎。

　　青少年改變的歷程相當微妙，而且幾乎是一個無法界定的過程。在關係與經驗相互交織的脈絡中，改變往往就發生了。青少年藝術治療團體的環境中，具有多重的關係：病患與媒材、病患與治療師、病患與工具、病患與作品；同時還有治療師與病患、媒材、工具和作品的關係。而團體中的經驗也是多重的：觸覺、視覺而且是歷程導向。在關係和經驗的交互作用中，藝術治療團體的治療層面就形成了。

　　在描述治療的歷程時，我喜歡以蓋房子的比喻來形容（Moon, 1994）。如果要描述整個房子，會變得太技術性且過於繁複，「然而，如果木匠一開始先以一面 2 × 4 見方的牆做說明，那就相對的容易了解了。在進行複雜的了解之前，如果能從探索最簡單的一個角落開始，將會很有幫助。要了解一個精微複雜的整體，最好從最基礎的部分開始。」（p. 115）以這個邏輯看來，我將從青少年藝術治療團體的治療效果來加以說明。我認

為這個問題可分為十點來探討：

　　1. 藝術是青少年天生的語言。

　　2. 藝術是與各種「東西」（stuff）的互動。

　　3. 以藝術創作作為存在狀態的表現。

　　4. 以藝術創作作為個人的隱喻。

　　5. 以藝術創作作為一種關係。

　　6. 藝術創作的結構與渾沌。

　　7. 以藝術創作賦予個人力量（empower）。

　　8. 以藝術創作作為修復性經驗。

　　9. 以藝術創作作為自我超越的希望。

　　10. 以藝術創作作為與青少年同在的方式。

● 藝術是青少年天生的語言

　　對很多青少年來說，即便是健康快樂的青少年，要與別人分享內在的情緒經驗，都是相當不容易的。有人說：對大多數人而言，在青少年早期，要發展出表達深層感受的語言能力相當罕見。這樣的溝通能力，通常一直要到成人早期才會發展。Bly（1995）指出：在我們的文化中，男性很難直接表達內在感受。這種無法以語言表達感受的特質，給從事青少年照護工作者，帶來相當大的難題。治療師和工作人員的難題在於：如果言語表達的方式在發展上是不適當的，如何協助青少年表達深層的感受。這個問題的解答，在於發現到青少年善於以動作、圖像、隱喻以及音樂、舞蹈，表達他們的感情。藝術是青少年

天生的語言。從許多方面來看，青少年的生活就是一連串的演出，這些表演的意義透過行為而傳達。青少年在戲劇中嘗試各種不同的角色。他們是演出中的主角，也負責其他的卡司、設計、服裝、音樂、劇本和編舞。每個工作都以隱喻方式表達了某些難以言傳的情感。

　　藝術治療團體賦予青少年病患上演各種對於其生存意義的重要議題的機會，並且在安全的藝術歷程及架構下進行。青少年同時得到自我表現以及與同儕互動的好處，並且得到藝術治療師的接納和引導。

　　在我的生涯中，曾經拜訪過許多治療機構。有些治療機構的工作人員並不了解青少年很難以言語表達其感受，他們運用傳統的談話性治療模式，不可避免的使青少年對工作人員的努力感到憎恨。情緒困擾的青少年病患並不等於較年輕的情緒困擾的成人。雖然談話性的心理治療團體對成人可能有良好的效果，藝術才是青少年天生的語言。

● 藝術是與各種東西的互動

　　在 Bob Ault（1986）的精彩影片「藝術治療：療癒觀點」（*Art Therapy: The Healing Vision*）中，心理分析師 Paul W. Pruyser 博士觀察：「這個世界是由各種各樣的東西（stuff）所組成。」這個簡單的觀察，點出了藝術治療團體超越口語治療團體的優點。藝術治療涉及與世界上的各種「東西」互動。青少年病患投入藝術創作的過程和媒材即是 Yalom（1985）所指的「在此時

此地工作」（working in the here and now）（pp. 135-198）。在藝
術治療團體中，這個此時此地的歷程，以兩種相互關聯的層次
運作。第一個層次是團體中發生的各種事情：團體成員及治療
師的藝術創作。他們發展出對於圖像、媒材、歷程、同儕、治
療師以及對整個團體的感受。「這個推力是非歷史性的
（ahistoric）：團體當下發生的事件接管了成員目前的外在生活
以及其過去經驗。」（Yalom, p. 135）此時此地的第二個層次，
發生於成員反思藝術創作過程中所創造的圖像。在口語性的團
體治療中，當談話結束後留下些什麼呢？除了主觀回憶外什麼
也不留下。但在藝術治療團體中，影像和作品記錄了當下，也
提供了一個客觀的物體可作為反省和思考。

　　因此，在藝術治療的團體中，對於此時此地的有效運用是
二元性的：團體與各種「東西」互動，透過動作，形成作品，
並對作品進行此時此地的反省與思考。這種歷程的美好之處在
於，青少年可以創造與他們過去經驗相關的作品，並且透過這
樣當下的藝術創作歷程，過去不再是遙遠的記憶，而成為活生
生、當下的現象。

　　在藝術治療團體中，我總是對我工作的各個面向給予最深
的敬意。這樣的敬意包括對影像、藝術家，以及對於我身為治
療師的努力。我鼓勵藝術治療團體中的病患，持續增進對媒材
掌握的能力，因為對技巧的掌握將帶來一種勝任的感覺。對技
巧和媒材的掌握，與自律巧妙的連結在一起；自律將使青少年
發展正面的自我概念，而正向的自我概念將引發對生命的熱情。
這樣的熱情透過青少年與團體其他人真誠、有創意和活力的互

動而展現。這些互動的產生，與藝術家是否能有技巧的運用媒材息息相關。藝術治療團體能否成功，不僅有賴於成員是否能以象徵的方式展現情感，幫助成員發展運用媒材的能力也是同等重要。

　　遺憾的是，許多藝術治療文獻過度強調藝術的暫時性宣洩（cathartic）層面。儘管宣洩性的表達是團體藝術治療的功效之一；在我的觀點看來，這是一個相對不重要的功能。其他更重要的層面是藝術創作的形式，以及藝術表現的內涵。在青少年團體中，我們必須仔細注意他們對於藝術創作嫻熟程度的持續演進歷程。對藝術創作技巧的掌握，與發展人際關係技巧、溝通能力，都是同等重要。

　　深一層看來，學習掌握媒材，可以視為對不熟悉的媒材和經驗加以組織和轉化的能力。團體藝術創作的重要性，在於青少年將內在強大的破壞性力量，轉化為建設性和有意義的作品。藝術創作的過程，是將內在混亂的情緒素材，組織為統整和結構性的作品。青少年奔放狂亂的感受、知覺、動作、關係，導致心理和情緒的壓力。藝術創作將能紓解壓力，並且提供清明和平衡的可能。

　　當青少年對藝術創作感到能夠勝任時，他們的自信和自尊也往往隨之增高。藝術家、藝術創作和作品之間，有一個互惠且在精神層面上相互感染的關係。當青少年藝術家體會到自己能成功的掌握媒材，能解決藝術上的問題，他也將更能面對人生的其他面向。與青少年團體工作的藝術治療師，對病患和自身作品的特質，應該非常審慎的看待。在每個可能的時機，鼓

勵病患有技巧且具藝術性地表達自身感受。

　　我工作過的許多青少年，一開始時，他們似乎將藝術工作室視為能夠託管他們不想擁有的感受的地方。這些孩子在團體中大刺刺地作畫，一點都不考慮作品的美感。他們的作品常像一團混亂的泥漿。在這種狀況下，我通常會堅持要求他們慢下來，並且學習創作中的一些基本技巧。有時這意味著教導病患調色、或是上一堂短短的單點和雙點透視法。這些藝術技巧幫助青少年架構和組織他們的表達，也幫助他們喜歡創作的歷程和結果。這並不是說我堅持要創作好看或令人喜悅的作品，相反的，許多在藝術治療團體中的圖像，都相當痛苦且赤裸，但我也堅持注意作品的質感。

　　我對於青少年藝術作品質感的堅持來自於：我相信掌握媒材，即是一種用心的表現。假如我鼓勵青少年漫不經心隨意地在畫布上畫畫，而不管作品的品質，那我所傳遞的訊息就是：我並非真誠的投入他們的作品，也因此沒有真正的興趣。相同的，假如我對自己在工作室中的創作不用心，我也將示範了對自己不在乎的態度。

　　我並不期望青少年病患成為功成名就的藝術家，但我希望他們學習在乎自己生命的品質。我要求他們做到最好，我也不停尋求各種方式，以幫助他們體會到：他們比自己所想的還要棒！

● 藝術創作作為一種存在狀態的表現

　　進入治療團體的青少年通常都正在經歷痛苦且可怕的生存

危機。這些使青少年進入團體特殊的事件和情況，就像每個青少年一樣獨特，但其中也有一些共同之處。存在主義者將之形容為「存在的終極議題」（ultimate concerns of existence）。主要包括：自由、孤獨、罪惡感、責任、不可避免的磨難、尋求意義。

　　青少年藝術治療團體中，當病患覺察到這些存在的終極議題時，他們通常以隱喻的方式探索其焦慮及掙扎。藝術治療團體的工作，即是以創造性的方式探索核心議題：意義、孤立和自由。青少年通常以下列各種含蓄或是外顯的方式表達這些議題：

- 人生不公平；
- 我不想要這些痛苦和折磨；
- 我覺得好孤獨；
- 我不要為我的人生負責。

　　藝術家一直都知道：面對存在終極議題的掙扎所帶來的情緒磨難，始終是創作上重要的原動力。在藝術治療團體中的主要法則是：青少年不是企圖忽略這些議題，就是以 Yalom 所指的「覺察的狀態」（a state of mindfulness），與這些議題工作。當個人覺察到自身能創造生命的意義時，也將增進改變的能力。藝術是自我表現的一種自然語言，而自我表現將導向覺察。

　　我與青少年工作的主要推力，可以說是與病患一同分享一趟旅程。這場旅程的目的，在於投入藝術創作的過程，並且從中發掘其生命的意義。在病患作品的隱喻表現中，我總會看到不公平、掙扎、寂寞和責任這些議題。我保護作品，使它們免於被分析或作為診斷之用。進而，我也鼓勵青少年說他們自己的故事，因為只有透過說故事，才能產生了解。透過被了解和

了解的經驗,治療於焉產生。

有史以來,藝術一直在處理存在的終極議題。這個典型的掙扎議題是藝術家─治療師與青少年工作最好的禮物。藝術家總是在意義、孤獨、死亡,和創造性的自由等種種議題中掙扎著。身為藝術治療師,陪伴青少年探索這些議題,是我們身為旅途的同行者應盡的責任。藝術創作是面對存在的終極議題的歷程。

● 以藝術創作作為個人的隱喻

一般對隱喻的理解是指我們以另一件事物來描述這個事物:如同將兩束不同的新的光線一起照在同一件事物上,使事物產生多層次的不同解釋。對藝術治療團體而言,隱喻的思考,不僅局限於「語言」,更包括「圖像」與「動作」。隱喻即是具有象徵意義的動作和影像,包括有意識的和潛意識的。這些象徵性的動作和影像,其目的都在於述說、表達、釋放並定義創作者。

隱喻性的圖像也具有這種對比的內在意義。藝術作品就像一道新的光線,映照出藝術家的特質。就如同口語性的隱喻,包含許多不同的解釋;視覺上和行動上的隱喻也是如此。藝術家從無法「確知」到底影像的意義為何,我們所能盡力去做的最好事情,就是帶領青少年投入想像性的詮釋對話,以幫助他們發現這些圖像意義。

藝術治療師有著一種相當不平凡的角色:見證和回應青少

年的隱喻作品。我們必須不企圖以語言禁錮青少年的作品。相反的，我們應該催化對作品的欣賞和讚嘆，並且也應體認到作品能夠且應該「如其所是」（just be）。

　　青少年在藝術治療團體中所創造的作品，都是自我的某部分延伸。我並不是指所有的作品都是如此，但這是藝術治療師深度關切的一個重要治療性層面。我們必須注視著這些作品，並且與我們病患的作品同在，有時我們連一句話都不需要說。許多藝術治療師似乎有一種將病患的作品轉化為語言的需要，這種需要讓我感到相當不安；因為這似乎意味著他們並不信任圖像能傳達自身的意義。與青少年工作的藝術治療師的基礎信念在於：重視藝術創造過程和作品中所傳達的意義。隱喻性的圖像具有多重詮釋的可能，這個特性使我們對圖像的意義感到模稜兩可、神祕且不確定；藝術創作就是創造自我的隱喻。

● 以藝術創作作為一種關係

　　對青少年而言，同儕如何看待他們是再重要不過的事。被接納或拒絕所產生的影響力，一點都不能被漠視。就如同 William James（1890）所說：「對一個人最殘酷的懲罰，莫過於被社會視為失敗者，並且不被任何人所注意到。」（p. 293）

　　為了完成基本的發展任務，青少年必須脫離父母的掌握，以建立個人自我認同。這個令人驚恐的艱難任務，只能透過其他關係的協助而完成。

　　人類的文明史上，不論任何階段，人與人之間的關係都相

當重要。不管對於個人、團體、國家，或是整體文化的演進，都很清楚的看見：人與他人的關係是一個現象的中心。簡而言之，為了生存與繁盛，我們都需要其他人。就如同 Yalom 所說：「沒有人能夠超越與人接觸的需求；就連垂死、被放逐的人或是聖者，都是如此。」（p. 23）

　　我常遇見口頭上說不在乎別人怎麼想的青少年病患，就像一個十五歲的青少年在團體中所說的：「關他們屁事，我一點都不在乎。」我的經驗是，當他們參加兩次藝術治療團體後，另一個不同的人格 [1] 不可避免的會浮現。青少年強烈的感覺到團體中其他成員如何看他，青少年幾乎無法漠視同儕對他的看法。他們在藝術治療團體中，一點都不感到無聊，卻可能感到害怕、恐慌、焦慮、不被尊重、丟臉、憤怒；但他們絕不可能感到無所謂。

　　既然青少年有強烈的情緒，對團體藝術治療師而言，問題就是如何鉤住（hook）青少年進入治療的歷程。我認為最快速且有效與青少年建立穩固治療關係的方式，是藝術創作，而非討論。透過創作，青少年藝術家將內在的圖像展現於外在世界；這是越過自我界線而體認到「他者」的歷程。這些他者，是他們所愛的人、觀眾和朋友。

　　對青少年來說，沒有什麼比感到孤獨更為痛苦，這也因此彰顯了藝術治療團體的重要性。個人的意義必須在與群體關係

---

[1] 譯註：人格（persona），拉丁文，原為劇中人戴的面具，意謂在劇中扮有某種角色。此處意指在社會生活中扮演各種角色，意即人格。參閱張春興（1992），《張氏心理學辭典》，台北：東華書局。

的脈絡中才能被發現。為了存在，個人必須自我超越。創造的歷程，最能展現這種自我與群體的關係；人際關係是全人類的共同經驗，而藝術則是這種經驗的產物。

透過藝術創作的過程，青少年展現他們的觀點，以及他對這個世界的獨特回應。藝術作品是藝術家個人面對生存掙扎的創造性產物。也只有在群體的脈絡下，藝術家才能展現個人的獨特自我。團體中的其他人見證了青少年藝術家的獨特性：藝術家創作，其他人給予回應，藝術家再創作，其他人再給予回應。在這樣不斷持續的歷程下，創造性的人我關係開始運轉循環；藝術創作就是建立關係。

● 藝術創作的結構與渾沌

青少年病患時常告訴我：藝術治療團體的第一次是最困難的。面對一張空白的畫紙，對於所有的無限，可能感到難以招架的不安。這張空白的畫紙充滿無限可能，潛力無窮，但卻可能引發一種渾沌（chaotic）的感受。

青少年藝術家所做的每個決定：紙張的大小、顏色，限制了選擇，卻也為渾沌帶來秩序。當青少年選擇用粉彩時，他同時就關閉了其他可能的門──壓克力、水彩或廣告顏料。透過這些對於媒材無數的決定（不論是戲劇性或隱微的、外顯或是內蘊），他都為無限可能的渾沌帶來秩序。藝術家所做的各種決定：關於尺寸、形狀、形式和媒材，與內在篩選影像主題，是一種類比的過程。到底這些主題的醞釀如何產生，至今仍是

很神祕的。在《存在藝術治療：以畫布為鏡》（*Existential Art Therapy: The Canvas Mirror*）（Moon, 1995）一書中，我以煮沸鹽水作為創作過程的比喻。當水煮沸蒸發後，將會留下鹽的結晶。鹽一直存在，但如果不透過蒸煮的過程，就無法被看見。同樣的歷程發生於青少年藝術家。感受到衝突在內在滾沸醞釀，最後當作品完成的時候，即成為藝術家的「鹽」。當青少年創作時，他們為生命的渾沌帶來秩序，他們將表達需要被表達的。藝術創作一直在失序與秩序、自發與框架、渾沌與結構之間搖擺。這個歷程和青少年的旅程中，擺盪於家庭的安全與秩序，以及同儕和團體的自主與試煉，相當類似。因此，藝術創作為青少年的生命提供了最重要的隱喻。

● 以藝術創作賦予自我力量

　　不論是出於生理或心理原因，來住院或是日間留院的青少年，通常都感到相當脆弱且無助。他們對自我擁有力量的信念不是還未發展，就是曾受到深深地打擊。他們通常被家人、朋友或是這個世界所傷。青少年藝術治療團體的重要任務，就是幫助青少年覺察並發展相信自身力量的信念。從我的觀點看來，這個部分的藝術治療工作，是無法只靠談話來完成的。發展和重新恢復自我力量，必須透過經驗才能完成。而同時，責任也將伴隨而來。

　　由於自身的創作經驗，藝術治療師處於一個幫助青少年獲得力量的理想位置。藉由使青少年投入媒材和創作歷程，而賦

予自我力量（empower）；每個藝術治療師都對於藝術創作的治療和轉化，有過直接經驗。透過藝術創作，我們將衝突昇華，將掙扎於痛苦的過程神聖化，進而為我們的生命帶來意義。這些經驗，是呼喚我們成為藝術治療師的原始動力。

掙扎是人類的共通經驗，內在的衝突力量成為創作的原動力。藝術治療團體的主要任務之一，就是鼓舞病患創作他的掙扎，而非深陷於其中受苦。藝術創作的行動賦予青少年力量，使他們從受害者轉化為英雄。

青少年是各種衝突的集合體，充滿矛盾和不平衡。他們處於不斷改變的狀態，也因此衝突和掙扎往往都是不可避免的。青少年的內在，有一種近乎兩極化的張力，藝術創作所做的，並非減緩這種張力；相反的，創作通常因為運用這種張力，來催化賦予自我力量的活動。在團體的架構中，當青少年藝術家賦予內在的不和諧狀態形狀和顏色時，他們將發現自身生命的意義。創作並無法消弭痛苦和不適，卻能夠使之變得有意義。透過藝術創作，衝突和矛盾以非邏輯方式受到關注。藝術創作的本質賦予青少年力量；團體並不尋求將困擾消弭於無形，卻接納並運用這些衝突和困擾。

藝術治療團體中的藝術創作歷程，是生命的一種隱喻。當藝術家工作時，他對作品有至高無上的改變權。他可以增加新的部分；可以加深或強調某些部分；只要藝術家願意，他也可以將某些部分重畫。這就如同人生，假如個人決定要改變，他就可以改變。許多時候，青少年並不相信自己對人生有主導權，也因此，藝術創作使他們經驗到自由意志、選擇及創造的力量。

藝術創作在青少年團體中,是一種賦予力量的經驗。

● 以藝術創作作為修復性經驗

　　Alexander(1946)形容心理治療工作的基本理念:「使病患處於更有利的狀況下,使他們能夠處理過去無法承擔的情緒狀態。為了能得到幫助,病患必須經歷一種修復性的情緒經驗;這種情緒經驗,對於修復過去的創傷所帶來的影響而言,是適當的。」Alexander對個別心理治療的基礎信念,支持了我的結論:從臨床的經驗中,我體會到知識性的了解或洞察,並不足以支持病患得到持續性的改變。病患必須擁有情緒經驗及行動,才能支持他們產生持續性的改變。事實上,我要說青少年的改變,通常是透過修復性的經驗而來,而很少是透過傳統心理分析治療所獲得的洞察。

　　這些關於治療中的情緒經驗和行動的論述,對於青少年藝術治療團體也相當重要。藝術團體提供許多修復性經驗的機會;當青少年在團體的架構中投入藝術創作時,他們不可避免的創造一個社會的小宇宙,從中反映了人際關係的運作。他們在團體外所遭遇的人際關係困境,也幾乎都會馬上展現於團體。換言之,青少年會在團體中,很快地展現他們的失功能行為;也因此,他們並不需要去談他們的不適應行為模式(當然他們也總是會抗拒去談),因為這些都會在團體中表現出來。青少年團體中,建構著許多關係性的張力:兄弟姊妹間的復仇(sibling rivalries)、性的吸引力、相互競爭以取得團體領導者的注意或

認同、掌控他人……等。這些內在張力，賦予團體修復過去創傷經驗的機會，並且透過藝術創作，將不良的適應行為轉化為健康的回應。為了使這些轉化發生，成員必須在團體中感覺安全，且必須能誠實的反思團體歷程中出現的圖像。

我在藝術治療團體中最常見的修復性創作經驗，通常都牽涉到青少年以圖像表達他對團體領導者，或是團體中其他成員的強烈情感。在任何一個例子中，團體的文化和藝術性結構，允許青少年直接或是隱喻性的表達他們的感受，而不會帶來負面的後果。事實上，圖像成為一種客觀的力量，並且在團體中持續地被提及。在圖像的幫助下，青少年通常感受到喜悅和輕鬆，並且覺得鬆了一口氣。在這樣的一次團體結束時，我都會要求成員摸摸自己的脈搏，並且確定脈搏還在跳動。「看吧，」我對他們說，「你在這次團體中，誠實的面對自己和別人，而且沒有人因此而死掉。」這些都是真正的修復性情緒經驗。

● 以藝術創作作為自我超越的希望

希望，是任何一種形式心理治療的精華所在。作為青少年藝術治療團體的領導者，治療師必須對病患抱持希望，最後病患也需要對自己抱持希望。假如沒有希望，治療的可能進展就很少。不過當青少年剛進入團體時，他們對自己所抱持的希望微乎其微，因此藝術治療師必須抱持堅定和穩固的希望。希望來自信念，病患必須對藝術治療師有信心。而藝術治療師也必須對藝術創作、團體歷程、對自己和對成員的好以及價值感到

肯定。

　　藝術創作是希望的一種表現。在完全毋需言說的狀態下，投入藝術創作即是一種自我超越的表現：超越自我而給予他人。為了能做到這點，個人必須要相信：他人是值得付出的。

　　在我的臨床經驗中，我曾見到下列的狀況一次又一次在藝術治療團體中上演。已經參加藝術治療團體一陣子的成員，會以隱微的方式歡迎新來的成員；這些舊成員在行為上、口語上，或是以象徵性的方式，對新來的成員表示：參加藝術治療團體會是不錯的經驗。病患通常希望他們的作品被貼在牆上，而這些作品對環境產生激勵的效果。不論新病患知不知道這些作品的創作者是誰，當見到別人的作品懸掛在牆上時，這些作品傳遞了有力的訊息。假如這些作品會說話的話，我相信它們會對新病患說：「抱持希望！」

　　對藝術治療師而言，最重要的信念莫過於：相信自己所做的事是健康且具有治療效果。我們的信念具有感染力；同時，我們在治療過程中對自己的工作的懷疑，將影響團體的氣氛。這些不論是正向或負向的訊息，含蓄且隱微，通常無關言語。

　　藝術治療團體中，青少年也通常會發現：在給予的同時，他們的需求也會被滿足。這些孩子在團體初期時，常覺得自己空洞貧乏，沒有什麼能給予別人。在藝術治療團體中，青少年彼此相互幫忙且支持；他們互相鼓勵，互相評論，分享藝術創作技巧，給予建議並且傾聽對方。Huestis 和 Ryland（1990）發現在治療架構下，團體的成敗大都取決於成員彼此之間的關係，而非與專業治療師的關係。

　　藝術創作是自我超越的活動。在精神療養院中的青少年，通常都執著於自身的悲慘和不幸，自艾自憐以各種形式出現。然而就如同 Viktor Frankl（1959）所說的：僅有透過與人的關係和自我超越，意義才能被發現。藝術創作，不可避免的將病患吸引到超越自我之外的事物。在藝術治療團體中，病患回應他人的作品。這種超越於自我執著的行動是公開的，並且這團體中形成一種感染性的善意。在團體中進行創作，宣告著一種信心和希望。

● 藝術創作是一種與青少年同在的方式

　　藝術創作是一種與青少年同在的方式。現在我要探討藝術治療師身為團體領導者的一些基本任務。我們必須牢記在心，對藝術創作、對病患保持一種穩定正向的關係，是藝術治療師一切工作的基礎。當青少年企圖尋找自身生命的意義時，藝術治療師應該總是關心、接納並且願意了解他們的痛苦、掙扎和冒險行為。作為藝術治療師，我們絕不能企圖將我們的信念系統強加於青少年。當他們尋找生命上的重心時，我們的工作是陪伴著他們。在藝術治療團體中，藝術治療師所能做的最棒的事情，是在藝術、行為和語言上示範一種堅定的信念：讓青少年知道他的磨難、憤怒和不安都是有價值的。

　　青少年藝術治療團體的帶領者有三個基本的職責。第一個任務是：建立並且維護團體的架構；第二個任務是：建立團體的文化，包括行為準則、行為規範、團體中藝術性互動的例行

公事和常規；第三個工作是：幫助團體專注於「此時此地」。

　　現在，我要討論一下領導者的這三個任務，與青少年表現性藝術治療團體的關聯。我所指的團體經驗，強調採用藝術創作的歷程，並結合團體心理治療的技巧。表現性藝術治療團體，與我在本書中其他章節所論及的開放性工作室（open studio），是極為不同的經驗。首先，藝術治療師要建立團體的時間和頻率。為了完成這項工作，藝術治療師必須確定團體有適當的媒材，以及足夠的時間。通常我會設立當天的創作主題，我也會控制團體的人數。

　　作為一個團體文化的建構者，我象徵性地包容團體的價值。想像著一個盛水的容器，在容器中的水有時平靜無波，也有時波濤起伏；有時水可能結冰，也有時可能沸騰。不論水如何改變，這個容器始終不變，這個容器包容了水的一切改變。作為一個文化的建構者，我有時以口語明確說明（explicit），有時以不言說（implicit）的方式，形塑團體的價值觀和期望。舉例來說，我希望團體成員看重我們所共處的時光，讓團體準時開始，即是以不言說的方式傳達此訊息。我每次總是讓團體準時開始，透過這樣的方式，團體知道我很重視我們共處的時間，也因此這將傳達成為他們的價值。

　　我會直接明說的準則之一，是期待成員為團體保密（confidentiality），這對團體的安全性極端重要。我總是讓成員知道，「你所說的一切都留在團體中」。我也會對團體解釋：作為團體的領導者，我有時候必須與其他治療團隊的成員分享關於團體的訊息，特別是當我關切團體中的某個成員，也許會有自我

傷害或傷害他人的可能；或者是我認為團體中的訊息，可能會對成員的整體治療計畫有幫助。此外，我會強調任何人對團體之外的其他人談論團體成員的事並不公平，這也同時會影響到團體的安全感。

團體的文化因為我的示範而建立和增強。我對藝術創作的投入和信念、我對生命的信念、守時、對歷程的開放，這些都對團體的氛圍有極大的影響。

當青少年開始扮演更積極的角色，例如：對新來的成員述說團體的歷史和規則時，團體的文化也因之而更加豐富。團體維持著自身的文化，而團體維持自身文化的另一個方式是傳統。我常常發現，幾年前團體內成員對團體的貢獻，仍然存留於現在的團體之中，這總是讓我感到驚奇不已。舉例來說，幾年前，團體裡的一個女孩開啟了一個將新成員的臉頰抹黑的慣例，這成為團體開始的一個儀式。儘管這個發起儀式的女孩早就已經出院，這個塗黑臉頰的初始儀式卻一直被沿用下來，成為溫暖和接納的象徵。還有另一個男生團體的成員，發展出一個對出院成員的儀式。當一個成員出院後，跟他最要好的一位成員，會坐在他曾經坐過的位置上畫畫。這些傳統意味著：團體中的正向歸屬權（ownership）文化已經建立了，我將這些現象視為個人已經與團體建立同盟關係的象徵。

當團體中發生自我表露（self-disclosure）的重要事件時，團體的文化將被增強。這些事件，涉及分享作品所引發的此時此刻感受，因此通常都會引起強烈的脆弱感和開放。不可避免的，在這些時刻，青少年團體的成員將集合起來，給予同儕支持，

也因而增加了團體的凝聚力和安全感，而這些是成員面對挑戰和掙扎時所需要的。在此時，我感到自己的角色就像一個榮耀的賓客；從另一個層面看來，我也像在接待賓客一般，為他們提供了一個容器（團體文化），使這些事件能夠發生。

最後，我鼓勵透過一致性的程序性儀式來形塑團體的文化。每個團體都在關上門坐下後開始；每次的團體都包含四個部分：首先，簡單的確認每個成員的狀況；第二，藝術創作；第三，對作品進行反思；最後是一個簡單收尾。我從未改變這些程序，這些流程成為團體中根深柢固的一部分。深受強烈痛苦的青少年，會因為這個可預設的架構而感到安心。他知道在他走出這個門之前，他會有機會放鬆、重整自己，這使他能夠更完全的經驗自己的感受。

藝術治療師的第三個任務，是使團體專注於此時此地。就如同我在本書中所說的：我相信我們所創造的所有事物，都是自我形象的一部分。也因此藝術治療師的任務之一，是幫助青少年擁有力量（empower），使他們能夠擁有（own）自身當下所創造的一切。青少年病患時常企圖將自己與作品疏離，他們會說這些作品所描述的，都是他們生命中過去的事，並且這些對他們已經沒有影響了。藝術作品的力量，在於他們是現在的物品，並且表現出個體目前的感覺。

舉例而言：Stanley 是一個十三歲的男孩，當我要求他畫一張「我和我的家人」的圖時，他畫了他的爸爸、媽媽和妹妹一起在電視機前打任天堂（Nintendo）遊戲。他說這個遊樂器是他八歲時的生日禮物，但家人卻玩得比他還要多。當 Stanley 說這

個故事時，他對父母如此著迷於電動遊戲感到好笑。我對於這個畫面相當感興趣，但團體的其他成員卻只是單純的將這個畫面看成一件往事。但當我問Stanley說：「假如這個任天堂遊戲機有機會說話的話，你想它現在會說什麼？」「這個遊樂器對於被父母拿去感到憤憤不平，」他生氣的繼續說：「我應該屬於Stanley的。」Stanley的一個朋友問道：「Stanley，你不是應該畫你自己跟你的家人嗎？」Stanley選擇畫父母、妹妹，卻沒有畫他自己。團體成員開始跟電玩對話，後來也跟Stanley的妹妹對話，圖畫中她一直拿著遙控器。Stanley開始了解到他當下的感覺：他是被家人所排除的。假如沒有將團體的內容和歷程聚焦在此時此地，Stanley的圖畫也許就只是被看成一樁好笑的往事而已。

　　要在藝術治療團體中聚焦於此時此地相當容易，藝術治療師只要持續注意到成員的當下作品，而非將注意力放在作品所描繪的往事。

　　藝術治療師在青少年藝術治療團體中的任務是多層次的，並且需要許多精力和極度專注。當團體的領導者投入自身藝術創作時，他也必須同時注意到每個成員的狀況、創作歷程，以及團體中發生的圖像性溝通。

　　再次重申，這些任務的基礎，在於對藝術創作的持續投入。身為藝術治療師，我們必須持續保持對青少年的關注，接納他們的情緒，並且真誠的願意與他們同在。需要藝術治療的青少年將帶著他們的痛苦、掙扎和各種冒險行為來到我們面前。在藝術治療團體的脈絡下，我們鼓勵他們用藝術發現自己生命的

意義。我們不嘗試將自身的信念強加於他們身上，但卻陪伴他們發現人生旅途的意義。透過藝術，也透過行為和言語，我們完成這種種任務。藝術治療師必須極盡所能的散發這個信念：青少年的磨難、憤怒和不安全感都是具有價值的，而且能透過團體中的藝術創作而紓解。

　　這些要素描繪了青少年藝術治療團體的不同面向：有些提及改變所涉及的特定行動或因素，有些則是關於能催化改變的因素。儘管我提出的這些治療性層面，或許也在別種治療模式中運作，我卻堅定的相信藝術治療團體，是對青少年而言最理想的治療模式。

　　根據多年來的臨床經驗，我提出青少年藝術治療團體的這些治療性層面。當然，可以確定的是，我所提到的只是團體中藝術創作所帶來的部分治療性特徵，這些特徵透過我與掙扎於現實生活的青少年的交會而浮現出來。以上是我在觀察許多孩子經由藝術創作逐漸好轉後，所歸納出來的共同特徵。

Chapter 12

青少年藝術治療
團體的治療層面

本章中，我將再次討論青少年藝術治療團體的十個治療性面向。我要提醒讀者的是，這裡所提到的各種經驗，是來自於運用藝術媒材和團體心理治療技術的密集性團體。再次重申，青少年藝術治療團體與開放性工作室的經驗是相當不同的。我將要帶著讀者進入表現性藝術治療團體，使你們能「感覺」（feel）到工作中的這些治療性層面。我希望能傳達給你們團體中互動的氛圍：聲音、氣息和味道。我將盡我所能，逐步帶領你們進入青少年藝術治療團體的世界。

我所要提的重點很簡要，我希望讀者能夠抓到這十個治療層面的觀念，並且能幫助你們在工作時，更容易辨認出這些要點。本書中的其他部分有更多的案例說明，雖然在其他章節中，

我沒有特別指出這十個面向，我相信你會從這些病患的故事中領略體會。

● 藝術是青少年天生的語言

　　Gina 不太說話，在她人生短短十五年的生命中，她多數時間都處於被虐待和精神遺棄的狀況。她就是不太有什麼要說的。

　　當Gina轉介到青少年藝術治療團體時，我有點擔心這是否對她有幫助。第一次團體時，我為她解釋團體的架構，Gina 小心翼翼地看著我和團體的其他成員，但很快的就把目光移開。「Gina，」我說，「這是一個可以用畫畫來表達妳的感受的團體。妳不必成為畢卡索或是米開朗基羅，或是其他任何人。妳在這裡做的任何事情都是可以的。我希望當別人談他們的作品時，我們能夠注意聽。我知道團體裡大多數人可能都一直感覺到別人不在乎自己的感受。我保證在這個團體中，我們都會很看重妳的感覺。歡迎妳來到團體，Gina。我很高興妳跟我們在一起。」

　　Gina 不發一語。

　　團體一開始的例行公事，是大家圍坐成一圈，很快的分享今天進入團體的感受。輪到Gina時，她很小聲含糊的說：「我還好。」她把雙臂緊緊的環抱自己，眼睛盯著地板。

　　當每個人分享自己的感覺之後，我對團體說：「今天，我要大家想一想這個世界上的各種樹木。蘋果樹、橡樹、胡桃木、松柏、仙人掌……想想你的人生，你是怎樣的人，想像一下：

假如你是一棵樹，你會是什麼樣子？想到了，就把它畫下來。」

　　在這次的團體，我們用的是色彩鮮豔的粉彩和大幅三呎見方的牛皮紙，紙張用膠帶貼在牆壁上。Gina 沒有一點遲疑，馬上畫了起來。她隨即用藍色和紫色畫滿整個畫面，然後用黑色畫一棵不加修飾、沒有葉子的樹。這棵樹獨自佇立在一片空地中，在它之後是一片森林。在這棵孤立的樹的裸露根上，有一個人蜷縮著，倚靠著粗糙的樹皮。

　　當團體中所有人都完成之後，我們圍坐一圈，每個成員都有機會說說關於他們的樹的故事。其中一個女孩 Alie 畫了一棵被砍伐了的樹所留下的殘幹。她對團體說：「一些人拿著電鋸經過這棵樹，無緣無故就把樹砍掉了。」

　　Jeff 畫了一棵楓樹，有些樹葉枯黃、有些色彩鮮豔，也有些新葉才剛長出來。他說：「我不知道我為什麼這樣畫，只是覺得感覺很對。」

　　Alie 說：「看起來像是一場愉快的旅行，Jeff。」

　　Jeff 對她說：「每個東西對你來說都像是旅行。」團體哄堂大笑。

　　當輪到 Gina 談她的作品時，她把視線別開。她蜷縮成一團，就像畫中的人一樣。

　　就某方面說來，Gina 的第一次團體，象徵了她在藝術治療團體的整個旅程。她幾乎都不太說話，但她總是描繪生命中的一些人和地方。那些畫面通常帶著令人難以忘懷的寂寞，有時令人困擾，有時淒涼而痛苦。她不需要說太多，團體的成員似乎都能了解。藉著創作這些事件和地方，Gina 述說自己的故事。

她的圖像從未直接描繪那些虐待她的人，但卻非常深沉。藉著藝術，她在影像中創造性地將自己由受害者轉化為英雄。

特別的一天來了；這天Gina畫了一輛推土機要把一個荒廢的老房子壓倒，Jeff說：「Gina，那個推土機好像要把房子弄壞了。」

Gina對Jeff說：「是啊，那房子活該。」

每次團體結束，我總是會儀式性的問成員：「你今天學到什麼？」

Gina發出了推土機似的怒吼，說：「我還有工作要做（I have work to do）。」

*　　　　*　　　　*

對許多青少年而言，談他們的內在感受是相當困難的。這種表達內心深度情感的能力，通常一直要到成人早期才會發展。這種無法以言語表達情感的狀況，對藝術治療師而言不該是問題，因為我們的工具是行動、圖像和隱喻。藝術是青少年天生的語言。藝術治療師應該銘記在心的是：青少年的生命，在某方面而言，就是一場持續性的表演，而且這些戲碼的意義是靠行為而展現。青少年本身就是這場戲劇的主角。

藝術治療團體使青少年病患能夠透過藝術，重演他們生命中重要的存在議題。青少年經驗到自我表現的好處，也同時在藝術治療師的引導下，得到與同儕互動的機會。

有些人也許會說由於Gina很少在團體中說話，我以她的圖像來說明藝術是青少年天生的語言是無效的。對於這些同事，我會以適當且尊重的態度說：「我在場。」我見到Gina用藝術

作為一種自然的語言來說她的故事，我也見到藝術以一種神祕的力量治療了她。

● 藝術是與各種東西的互動

與青少年工作的藝術治療師，必須對團體中的一切「東西」（stuff）維持一定的尊重。這些事物包括：與別人互動、投入藝術創作、對藝術歷程的熟稔。病患、圖像，以及創作的過程和品質，都應當受到藝術治療師的同等關注。熟悉各項媒材和技術，將增進青少年內在的勝任感（adequacy），而這對青少年有極大的治療效果。對媒材的掌握和熟練，與自律有一種微妙的關聯，而自律同樣也關係著自尊。當藝術治療師在團體中，以對待作品表現內容的同等態度來面對作品的品質時，便會建立對作品的認同。從此點延伸，個人將發展出對自己和他人嶄新且豐富的關注態度。對自我正向的關注，將會促進一個人以真誠、活潑且具創造的態度與人互動。投入媒材和創作歷程的青少年藝術家，即是處於這樣的互動中。

在投入與各種東西（媒材）互動，並逐漸嫻熟掌握的這件事情中，我想要說明的是，透過創造性的工作，將各種媒材和事件統整的歷程，而能將它們轉化為有意義的經驗和物件。

＊　　　　　　＊　　　　　　＊

Riane在藝術治療團體的初期，顯得相當混亂。她用媒材和工具的方式雜亂無章。她常常一眼都沒看，就把粉彩抹在畫上，也拒絕慢下來想一想自己在畫什麼。她說：「我沒時間。」

Riane 這種粗魯的放縱方式，使團體中的成員感到有些敬而遠之。彷彿有一團烏雲圍繞在她的周圍，但她卻似乎對周圍的人不太在乎。

　　一開始，我鼓勵 Riane 的努力和用心，認為她的創作似乎是一種情緒宣洩。但過了一陣子，我開始對她的創作有不同的觀感。她運用粉彩的方式飄忽不定也不可預期；她拒絕慢下來，也不願尊重其他成員的使用空間；她的行為似乎是一種抗拒行為。她用過的地方一團混亂，我通常必須花額外的時間清理。

　　幾次團體過後，Riane 還是以同樣的方式和風格創作，也持續以同樣的態度與同伴互動，我決定要改變我對 Riane 的治療取向。

　　在下次團體時，我對她說：「Riane，我想假如我們換個方式，也許會對妳有幫助。」

　　「我就是喜歡這樣，我不需要幫忙。」

　　「我不同意妳說的，Riane。我覺得妳需要幫忙，而且我很希望妳慢下來。」

　　她又開始把畫紙貼在牆上，並且蒐集粉彩。

　　我說：「妳今天不需要粉彩。我一直在想關於妳的事。妳好像有很好的技巧，但是妳卻不願意運用。」

　　她看著我：「你在說什麼？」

　　「Riane，我希望妳今天用粉蠟筆。粉蠟筆色彩很強烈，說不定妳用起來效果會很好。」

　　我遞給她一盒粉蠟筆，我見到團體裡的其他人鬆了一口氣。

　　她不情願地接受那盒粉蠟筆。

完成一開始確認成員狀況的例行工作後，我說：「今天的第一步是把紙上塗滿紅色和咖啡色。試著塗滿，不要露出紙張的任何部分。」

Riane怒目相視，說道：「這樣永遠也畫不完。」（圖21）

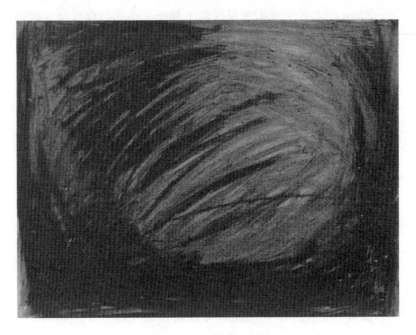

圖 21　Riane 的封面

我說：「可能要花一點時間，不過我相信妳一定可以做到。」

也因此，Riane開始投入媒材。她學會混合顏色，也學到了疊色。有幾次團體，她一直試著用粉蠟筆，直到達到她想要的效果。同時，團體中的其他青少年在學習如何畫基本的圖形，

也有其他人在學習畫陰影和強調的技巧。

　　轉換媒材使 Riane 的同伴能與她並肩工作，不必害怕她會破壞他們的作品，這也因此使他們能與Riane建立關係。當Riane的技巧進步時，團體成員讚賞她的作品，而她也很喜歡這些關注。Riane在團體中逐漸表現得越來越好。她的自尊提升，與同伴發展了正向的關係，也學會了重視自己作品的品質。

　　與青少年工作的藝術治療師，應該重視病患作品的品質，青少年藝術治療團體的目標不僅是自我表現。鼓勵青少年表現他心中的感受固然重要，但鼓勵青少年發展藝術技巧，也具有同等的重要性。當藝術治療師注意到青少年病患對媒材的掌握能力時，他們將會感受到藝術治療師所展現的真誠關心。

● 以藝術創作作為一種存在的表現

　　青少年常被不安（angst）所盤據，也因此藝術治療團體總是以隱喻性或創造性的方式，掙扎於存在的中心議題，如：意義、孤獨和自由。藝術治療師常會聽到這些話：

　　「這一點都不公平。」

　　「我不要再受這些苦了。」

　　「我好孤單。」

　　「這不是我的錯。」

　　藝術治療師的工作，在於幫助病患投入對於存在終極議題的創造性掙扎。藝術創作將引發覺察（mindfulness），覺察將導致創造的焦慮（creative anxiety），這將引發改變和行動，改

變與行動將促進表現（expression），而這又會加深覺察。

＊　　　　　＊　　　　　＊

Joslyn 十七歲時進入藝術治療團體。在一次團體中她告訴我：「我上一次覺得快樂是在小學的時候。不知道是怎麼了，我就是覺得不開心。」

當水晶的圖像出現時，Joslyn 已經參加團體許多次了。一開始她在一個陰森空蕩的洞穴中，畫了一個水晶。這個水晶是白色的，散發出藍色的光芒，而這個圖像也成為 Joslyn 作品中的一個常客。

連續三個星期，這個水晶的圖像不斷重複出現。但是每當同伴問她時，Joslyn 會說：「我就是喜歡畫這個，不知道為什麼。」

有一次，我告訴 Joslyn 我相信圖像往往想要告訴我們一些事。「我想圖像來到我們面前，一定是想說一些事，或是想教我們一些事。」

她懷疑的看著我。

「嗯，也許水晶是在告訴我：我的男朋友正在挑鑽石給我。」團體的其他人都哄堂大笑，但是 Joslyn 卻沒有笑。

團體中的另一個成員Billy說：「我覺得這看來很酷，就像那種神奇梅林魔法師會有的水晶球。」

Jenny 補充說：「我想像這是一枚很大的訂婚戒指。」

Marla 說：「Joslyn，這個水晶給我一種寒冷的感覺。」

Billy 也接著說：「水晶是冰冷的，因為它們是由高溫和高壓而形成。」當 Billy 剛一說完，Joslyn 的臉色大變。

「Joslyn，」我問道。「妳想要說些什麼嗎？」

Joslyn 搖搖頭說：「沒有。」

在下一次團體中，Joslyn 的水晶圖像又出現了。這次的圖畫描繪的是一顆水晶被懸吊在空中，底下是一團熊熊烈火。火焰在一個像洞穴般的房間中，牆壁又黑又粗糙。當輪到她談自己的作品時，她說：「上一次團體之後，我一直在想關於水晶的事。如果說水晶要傳達一些訊息給我，但我卻一直都不知道，而我也不想知道。」

「Joslyn，有時候我們最需要知道的事情，往往是我們最不想聽的。」我說。

「我知道。」她說。「但我不喜歡這水晶告訴我的事。」眼淚在她的眼眶中打轉。Marla 問道：「它說什麼，Joslyn？」

「我也不確定，不過每次我一想到……我……」眼淚從她的臉頰上滑落。

Billy 問道：「怎麼了？」

她哽咽的說：「這讓我想到一些事情。」

Jenny 把手搭在 Joslyn 的肩膀上，「一切都會沒事，Jos'。」

「不，不會的。我以前也覺得一切都會沒事。」她哽咽的說。

「什麼事？」Billy 問。

我說：「Billy，假如 Joslyn 只想把事情保留給自己，這也是可以的。對團體而言重要的是，我們一起創作關於內心感受的作品。但我們卻不一定要用言語說這些作品。」

她啜泣：「我恨那顆水晶。」（圖 22）

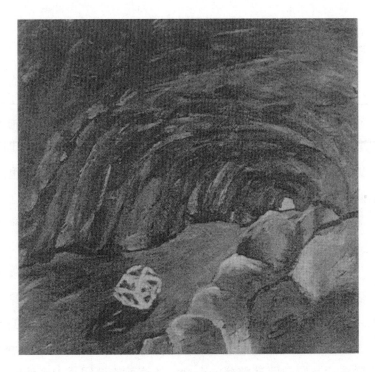

圖 22　Joslyn 的水晶

　　Joslyn 參加了幾乎兩個月的藝術治療團體，水晶也出現了幾近兩個月。有時她會賦予水晶聲音，讓它說話。這些對話以象徵的方式，圍繞著關於孤獨和脆弱的主題。儘管我時常想要知道水晶對她而言究竟代表著什麼，但她卻從未提起，而我也始終沒有問。

● 以藝術創作作為一種個人的隱喻

在青少年藝術治療團體中，我們必須記住：隱喻不僅存在於言語之中，也存在於圖像和行動。這些行動和圖像的隱喻，是為了表現和定義創作者。藝術治療的不平凡之處，就是我們能夠看見、並且回應青少年在視覺和行動上的隱喻。我們也堅信圖像能夠、且應該以其本然的面目存在，因為其具有獨立的生命。我們不該容許圖像受到解剖，或是「想像性」的分屍。

＊　　　　　　＊　　　　　　＊

Kenny十三歲時來到藝術治療團體，他是個被寵壞的男孩，卻受「恐慌症」（panic attacks）所苦，特別是當父母準備要離家時。Kenny的父親是一個非常成功的律師，他常常需要出差，也因此希望Kenny的母親同行，但這些旅行常常都因為Kenny的嚴重行為問題而被破壞。Kenny 住院前的幾個月中，他的行為越來越危險且具有破壞性。有一次，他偷偷進入父親的酒窖，喝得爛醉，然後從房間的窗戶爬到屋頂上，卻一不小心失足從屋頂跌下來。

當Kenny參加藝術治療團體時，我常因為他惹人厭和霸道的行為而感到生氣。他像個自大的勢利鬼，自覺優秀而不屑與人為伍。有一次，他譏諷的對我說：「假如我要的話，我爸今天下午馬上就會開除你。」

然而，有一天，我開始聆聽他圖畫中的故事。在一次團體中，我突然了解到他的驕傲自大之所以使我如此易怒，是因為

他讓我回想起我自己青少年時，受到排擠和拒絕的感受。他竟然使我記得！

Kenny 的其中一幅畫是一堵滿是塗鴉的磚牆。當我問到這幅畫時，他只是聳聳肩說他就是喜歡畫。不願意逼他對這幅圖多做說明，我決定用象徵的方式回應他。下一次團體中，我說了一個故事：

從前，有一個人擁有一座他非常鍾愛的花園。他鬆土、施肥、鋤草，也為植物澆水。那是一個非常美的花園。每個秋天，他都會招來鄰居的嫉妒，因為他總是有好豐收。

所以你可以想像有一天早晨，當他發現有野生動物闖進他的花園裡，不僅吃了許多蔬菜，也把許多花吃掉了，他有多麼失意沮喪。

他決定要為他的花園築一道籬笆。幾天之後，當他完工時，他欣喜萬分。他知道再也沒有動物能夠闖進他的花園，傷害他的植物了。

第二天早晨，他發現野生動物不知怎麼又闖進他的花園，吃掉了一些蔬菜，他勃然大怒。

他馬上開始畫一堵十呎高的磚牆設計圖，他幾乎花了整個夏天打造那座圍牆。為了全心建造圍牆，他一整個夏天都忽略了照顧花園。當磚牆終於完成時，他鬆了一口氣。他對自己說：現在再也沒有任何動物能闖進來了。儘管這年的收成很差，但他卻沒有太過沮喪，因為

他知道明年一定會更好。

　　整個冬天他都一直在為花園做計畫。他為花園畫設計圖，也列了許多清單。春天來時，他精力充沛，種了許多新的植物。當夏天結束時，他發現一隻動物竟然越過圍牆，吃了他的豆子和瓠瓜。可以想見他有多麼生氣！盛怒之下，他決定在圍牆之上建造一個覆蓋花園的屋頂，他也真的這麼做了。

　　不幸的是，在短短的時間裡，他的植物全死了。這有點困擾他，不過想到從此之後，再也沒有動物能夠進入他的花園，他感到有些安慰。

　　故事說完之後，我要成員畫一張圖來回應這個故事。Kenny畫了一堵牆，牆上寫著對那些「愚蠢的動物」各種憤怒的詛咒。當我們談到那幅畫時，Kenny 說：「我希望這些該死的動物現在感到高興。」

　　團體中的另一個成員對他說：「那麼那個建造圍牆的笨蛋呢？」

　　他發悶了一會兒，然後靜靜的坐著。他發現了一直出現在他畫中那堵圍牆的意義。

　　象徵性的說，這些圍牆的圖像在告訴 Kenny：是該長大的時候了，儘管長大有時意味著不再永遠受父母保護。Kenny 的圖畫並沒有馬上改變他的生命，但他的確逐漸放鬆對父母的牽絆（圖 23）。

　　我以一個相似的隱喻，回應 Kenny 的隱喻。我幫助他看見

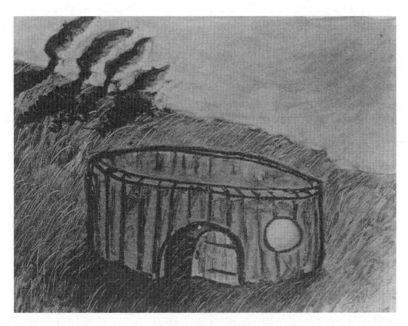

圖 23　圓形的牆

作品中所反映的自己。我並不認為圖畫中的一切都是指Kenny，我也不認為這幅塗鴉的圍牆的畫只有一個意義。這幅畫不單只代表他要脫離父母而獨立，就如同一道圍牆的意義多於一塊磚頭的意義。

　　在這次的交會中，我並沒有對 Kenny 的畫有任何解釋。我投入想像的詮釋性對話，這使 Kenny 也能夠投入他的作品的象徵世界。我相信假如我企圖對他的作品進行分析，Kenny 將會避開我和團體，他也就無法得到幫助了。

● 以藝術創作作為一種關係的連結

　　青少年的情緒是很強烈的。藝術治療師與這些強烈的情緒工作時，必須總是思考：如何幫助青少年，以健康的方式表達情緒並且發展治療關係。我相信與青少年建立治療同盟關係（therapeutic alliance）的最有效方式是藝術創作，而非口語討論。透過藝術創作，青少年將內在的影像傳達給這個世界。這是一種超越自我而覺知到他者的行動，這些他者包括他們所關心的人，是群眾，也是團體中的成員。

　　寂寞的經驗對青少年而言是極端痛苦的，這也因此增進了團體工作的重要性。個人的意義只有在與他人關係的脈絡中才能發現，而這種創造性的過程，在人際關係的脈絡裡最能彰顯。

　　透過藝術創作，青少年對世界回應了他們的獨特觀點，藝術團體也注視著藝術家的想像力結晶，團體中的他者，見證了青少年藝術家的獨特性。藝術家創造，團體回應；藝術家再次創造，團體又再回應。藝術創作建立起一種連結。

　　　　　　＊　　　　　　　　＊　　　　　　　　＊

　　Mandy 的作品看起來似乎很平常。她用油畫條（oil stick）在一個巨大的厚紙板上畫一幅風景畫。一隻紅色的狗對著懸掛在波濤洶湧天空的一輪明月嚎叫，在不遠處，有一個泥塑房屋（adobe）（圖 24）。

　　這個團體中有八個少女，是一個相當棘手的團體，這讓我不由得心想他們付給我的薪水太少了。其中一個女孩在前一個

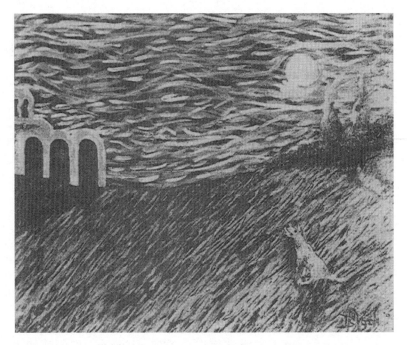

圖 24　嚎叫的紅狗

晚上受到特殊的照護（被隔離）；另一個則因為即將面對家族
治療，而相當不安；而另外一個少女似乎一觸即發、憤怒、沮
喪且抗拒。

　　Mandy 相當獨立的創作著，沒有造成任何問題，因此她的
圖畫沒有引起我太多注意。當輪到她分享作品時，她輕輕的說：
「嗯，我不太知道要說什麼。我不太敢看這幅畫。」

　　「妳不需要說任何話，Mandy。」我說。

　　「我知道，」她說。「你一直這樣告訴我們。」

　　「對我而言最重要的是妳的創作。妳可以談妳的作品，但

不是最主要的。」

「我說了，我知道。」她停頓一下。「我想我希望聽聽別人對我的作品有什麼想法，可以嗎？」

「當然。」我回應（這是我在青少年團體中常用的一個技術。我常要求團體成員以故事回應他們在圖畫中看到的故事）。

團體中的一個成員Beth說：「Mandy，當我看到妳的圖時，我印象最深刻的是風。我是說，好像真的有一場暴風雨。」

Malinda 說：「那個房子看起來有些陰森，裡面看起來很黑，我想我應該不會想進去。」

Sharon補充說：「我喜歡狗，但我不確定那隻狗友不友善。或者那是一匹狼，還是其他東西。」

當 Mandy 聽到這些回應時，她哭了起來。

我起身將面紙盒遞給她。

她說：「我也不知道這隻狗是怎樣，Sharon。你們都知道我為什麼會在這，我爸跟那些事情。當他發現我告訴學校諮商師……他（更多的眼淚）……他叫我婊子，還說沒有任何一個男人會要我。天啊，這讓我倒盡胃口。可是我仍然愛他。」

「喔，Mandy。」Beth 說。

Malinda 把她的椅子移近 Mandy，而且 Sharon 也輕輕拭著淚。團體中有著片刻寂靜。

幾分鐘後，我說：「在團體中，每每有一些時刻讓我對所發生的事情嘆為觀止。能跟你們在一起，我覺得非常榮幸。」

Mandy 說：「那隻可憐的狗無處可去。牠不能回家，可是快要下雨了。」

「Mandy，我想我們的圖畫有些時候就有點像我們的自畫像。但我也相信我們可以改變圖畫，假如那是妳想做的。」

她看著我，但是沒有回應。

「妳可以改變這張圖，Mandy。妳不再需要當那隻狗，妳可以走出這場暴風雨。」

Beth 說：「假如我是那隻狗，我想我會去把某個人撕成碎片。」Mandy 的同伴依序說出他們對 Mandy 的故事的回應。這樣的回應，讓她知道她並不孤單。

藝術創作的結構與渾沌

藝術創作牽涉到在失序和秩序、渾沌和架構、即興創作和事先構圖種種因素之間不斷前後擺盪的過程。從這個觀點看來，藝術創作對青少年而言，也同步展現了青少年在邁向成人的旅途上，在家庭的秩序和安全，以及對同儕團體的不定和冒險之間的擺盪歷程。團體中的藝術創作，為青少年的生命提供了最好的隱喻。

　　*　　　　　　*　　　　　　*

Doug 在十四歲時來參加藝術治療團體。當我對團體說明創作的指導語時，他就只是站在那裡，看著三呎見方的空白畫紙，他看起來好像無法招架創作的種種可能性。他沒辦法做決定，無法替處於渾沌狀態具有各種可能性的畫紙，賦予任何秩序和限制。

　　Doug 受強迫症（Obsessive Compulsive Disorder）[1] 所苦。幾個月大時，他就被親生父母拋棄，自從兩歲被領養後，他就一直住在寄養家庭。

　　當我見到他時，他告訴我不要參加藝術治療團體。「我不喜歡畫畫，而且我也不想認識其他人。」我對於 Doug 的治療計畫了解有限，但我決定要透過藝術，發展他對人生的掌控感。也就是說，我要找到一些方法鼓勵他為作品做決定。

　　當其他人都開始工作時，他只是站著，瞪著空白畫紙。

　　「Doug，有點難開始嗎？」我問。

　　「我告訴你，我不想在這裡。」

　　「我知道。但既然你來了，我就想幫你。」

　　「我不需要你的幫忙。」

　　我沒有回應他的拒絕。我站在他旁邊，看著空白畫紙。「哇，這張紙真大。」我說。

　　他冷冷的說：「太大。」

　　「嗯，那我們把它弄小一點好了。」我說。

　　「可以嗎？」他說。

　　「當然，你想要什麼大小？」

　　他搖搖頭說：「不知道，也許一半就好。」

　　我說：「好。幫忙把膠帶拿掉，我們可以把紙摺一半。」

---

[1] 譯註：強迫症，一種不能自控而又重複出現的意念或是行為。本病通常在青少年期發病，也有早在童年發病者〔參閱孔繁鐘、孔繁錦編譯（1997），《DSM-IV 精神疾病的診斷準則手冊》，台北：合記〕。

完成時，我給 Doug 一捲膠帶，當我把紙放到牆上時，他用膠帶把紙固定。「現在，Doug，我想也許如果你只用兩個顏色，會幫助你比較容易開始。你最喜歡的是什麼顏色？」

「藍色。」他說。

「好，你可以用藍色。你希望圖畫看起來很平靜還是像一場戰爭？」

「像一場戰爭。」他笑著說。

「好，那我想你可以用橘色。」

「為什麼是橘色？」他問。

「因為在色彩學上，橘色和藍色對比。所以假如你想要畫面不協調的話，可以用橘色。」（圖 25）

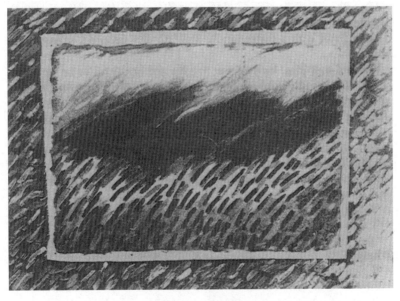

圖 25 Doug 的戰爭

在接下來的幾次團體，Doug變得越來越自在。我幫助他架構他的創作，使他不至於因為一直考慮作品的各種可能，而陷入癱瘓。同時，我也要他以二選一的方式，決定他在團體的位置，以限制他與其他成員的互動。這個做法幫助他將選擇的過程結構化，使他能夠輕易的決定，而不因為太多種可能性而手足無措。

藉著幫助他將創作歷程和社交結構化，Doug得以為他的生命帶來秩序。當他對環境感到越來越安全以後，我逐漸將這些架構的工作交給他。透過投入與團體成員的關係和創作，他得以處理內在的混亂。他自己做決定，為生命帶來秩序和界限。

為了創作作品，藝術家將充滿各種可能性的渾沌狀態賦予結構。藝術對青少年而言是極有力的一帖藥方，創作使他們感覺到能夠從生命的渾沌不安中得到救贖。

● 以藝術創作賦予個人力量

來到藝術治療團體的青少年，常帶著無力感和自卑。他們對自己的力量沒有信心，而且曾受過情緒上的創傷。藝術治療團體對他們而言是一個理想的環境，在這個環境中他們可以發展自身的力量。

為了使青少年能轉化無力的狀態，只靠言語是不夠的。賦予自我力量（empowerment）的過程並非單靠言語就能達成。個人必須憑藉著經驗才能發展出自身的力量。賦予自身力量是將自我由一個受害者轉化為英雄，從被動轉化為主動的歷程。

　　藝術治療之所以能夠賦予自我力量，是由於藝術創作的本質是發展一種接納並懷抱痛苦的能力，而非將苦痛除去。藝術使我們關心到自我內在最深的恐懼、孤獨、痛苦。藝術治療並不試圖將人生的這些痛苦層面「治癒」（cure），而是使青少年能以勇氣與這些苦痛共存。

＊　　　　　＊　　　　　＊

　　Shannon 的媽媽從朋友那聽到藝術治療的院外病患（out-patient）團體。當她打電話來問她女兒是否能參加團體時，她對我說她覺得打電話給我有點「怪異」。我問她為什麼，她解釋道：她不確定 Shannon 的狀況是否需要專業協助。「我想她只是自艾自憐。」她嘆了口氣。在我說明團體的狀況之後，她認為Shannon應該來工作室見我。我告訴她我認為Shannon應該對於是否參加團體表示意見，這很重要。我說我願意見她一面，好讓她能做決定。

　　Shannon的困境與Shannon的父親最近去世有關。這也是使她母親對於尋求治療感到不安的原因。

　　過了一星期，當 Shannon 和她的母親到工作室時，我馬上對她母親的掌控和Shannon的被動與順從印象深刻。Shannon的母親大約五十來歲，她先自我介紹，並將 Shannon 介紹給我。Shannon 的母親很容易就維持堅定的眼神接觸，她眼神中的自信和她女兒正好形成強烈的對比。

　　Shannon 的媽媽說：「Moon 先生，我還是不確定我們是否應該在這裡。」

　　「我也不太確定妳們為何而來，以及我是否會對 Shannon

有幫助。也許我可以跟 Shannon 先單獨談一下。」我說。

「我想 Shannon 應該不會覺得自在吧。」她說。

我說：「那我們就這樣開始吧。」我轉向Shannon：「妳覺得呢，Shannon？」

Shannon 看著她的母親，說：「我怎麼想不重要。」

這個簡單的互動，讓我了解到她們母女之間的互動模式。一個半小時的會談後，我告訴 Shannon 和她的媽媽，藝術治療團體還有名額。但是我覺得她們應該談一談，假如 Shannon 決定要參加團體，她可以在下星期打電話給我。她媽媽不同意，說：「我認為她應該現在就報名。」

我又再次說我希望她們能討論一下，假如 Shannon 想參加的話，她可以打電話給我。

一星期後，我接到 Shannon 的電話。「Moon 先生，我想要參加團體。」

因此，Shannon 來到團體。她做了自我介紹，並且說她的父親在幾個月前突然過世。她告訴團體她覺得很失落、受傷，而且孤單。「我一直跟他處得很好，我老爸很酷。」

巧的是，團體中的另一個成員Angela 去年也失去了父親。Angela 說：「妳會喜歡這裡的，藝術真的很有用。」

團體當天是開放式主題。我對團體說：「我們今天的主題是『我是……』。你可以用任何想要的材料。我們大約工作一小時，然後我們會有幾分鐘談一談你的作品。」

Shannon 猶豫的看著我。我說：「開始吧。看看我們有哪些材料，任何材料妳都可以用。」就這樣，Shannon 展開了團體藝

術治療之旅。透過創作，她以象徵的方式表達內心的掙扎；對父親過世的不捨，以及如何再繼續走自己的人生。她將失落的痛苦轉化為圖像，並將之與團體分享。Shannon 和 Angela 成為很要好的朋友。這並沒有使痛苦消失，卻使她能夠承受這些痛苦。Shannon 必須擁有一個自主的空間，一個不受母親掌控的地方，在那裡她能夠掌握自己哀悼的歷程。她需要以自己的方式感受失落和孤獨。青少年藝術治療團體中，失落和孤獨成為她創作的動力。藉著創作，她與失落共存，並且將之與他人分享，特別是對 Angela。她在藝術治療團體中的作品，成為象徵式的日誌。她的圖畫幫助她從一個在情緒風暴中難以招架、被動無助的孩子，長成一個亭亭少女。她與母親分開而站，一起觀看著洶湧的波濤。她並不覺得海洋是平靜的，卻也不感覺難以承擔這些風浪。當 Shannon 發現創作與分享的治療力量之後，她也將會發現她能夠掌握自己人生的力量。

● 藝術創作作為修復性經驗

　　藝術治療團體提供許多修復性的經驗。當青少年在治療團體的架構中創作時，他們創造了一個社交圈。與青少年困擾相關的人際關係問題，往往也會馬上展現於團體之中。青少年的失功能行為，很快會在團體中出現，他不需要對團體說自己適應不良的行為模式，因為這些行為一定會在團體中表現出來。團體中的內在張力，使青少年將不良的適應行為轉化為藝術性的治療工作歷程（working-through），因而提供了青少年修補過

去創傷經驗的機會。當成員在團體中感到安全，並且能誠實的反思團體中創作的作品時，這樣的轉化就會發生。

　　這樣的轉化可以在Jeremiah的案例中看見。Jeremiah是一個十五歲的非裔美籍男孩，他犯下了恐嚇罪和破壞公物罪，在青少年法庭判決之前，法官要求他到醫院接受精神狀況的評估。他進到團體時昂首闊步，帶著威嚇和侵略性。前一天，當我和團體的另一個治療師討論治療計畫時，我們就猜到 Jeremiah 會用他的霸氣，讓別人與他保持安全距離。

　　Jeremiah 在團體一開始時，對其中一個成員說了敵意且輕視的評論，對此我們一點都不驚訝。我的同事對他說：「Jeremiah，這裡沒有什麼好怕的。你不需要讓任何人對你印象深刻。」

　　那天我們開放創作的主題：畫任何你曾在心中想過的事。Jeremiah 用漫畫畫他自己拿著一個電鋸，要把一個女人切開。他為這幅圖下的標題是「我將要做的事」。

　　記得藝術治療工作的假設之一是：我們所創造的一切東西都是自我畫像的一部分。我的同事和我並沒有對這個威脅和暴力的圖畫做立即的反應。從這個觀點看來，Jeremiah 的圖畫並不是要威脅我的同事，這張圖所展現的是 Jeremiah 自我毀滅的動力。當團體看著 Jeremiah 憤怒的圖畫時，我的同事靜靜的看著他的圖好一會兒。團體的氣氛沉重且緊張，我相信其他成員一定預期著將發生一場不愉快的面質（confrontation）。然而，我的同事卻將目光轉向 Jeremiah，她的眼中含著淚水。她說：「Jeremiah，你一定傷得很深。當我看著你的圖畫，我覺得好痛。」

　　她的反應讓 Jeremiah 有些措手不及，但是他馬上又做好了他慣有的防備，不屑的說：「妳最好知道這會痛。」

　　眼淚從她的臉上輕輕的滑落，她說：「一定有人曾經對你很不好。」

　　這次Jeremiah明顯的因為她溫柔的回應而心煩意亂。他說：「妳這女人到底是怎麼回事？妳搞不清楚狀況嗎？」

　　我的同事戲劇性的看著 Jeremiah 的畫，然後再看著他。又再一次看著他的畫，然後轉頭看他。她說：「Jeremiah，我都知道。」

　　Jeremiah 的敵意消失殆盡。他在團體接下來的兩星期，描繪了生命中的一些暴力場景。他畫出了空虛、憤怒，和對於父親拋棄家庭的困惑。他總是像個流氓一樣，大剌剌地進入團體，卻很快就調整態度，準備好進入藝術治療團體。與我的同事之間柔軟而敏感的互動、具有表現性的創作，以及團體中的其他成員，這些都賦予Jeremiah 一個修復性的情緒經驗。

● 以藝術創作作為一種自我超越的希望

　　假如沒有希望，就不可能有治療。同樣的，我們也可以說：假如沒有希望，就不會有藝術。藝術治療師必須對青少年病患抱持希望，病患也必須對自己抱持希望。藝術是希望的象徵性表現。

　　　　　　　*　　　　　　　*　　　　　　　*

Julianne靜靜的進入團體，她今年十七歲，看起來卻像三十

歲。從她的病歷中，我知道她每天都吸毒，她也承認自己酗酒，報告中說她最近開始吸食古柯鹼。她對她的內科醫生說，她的偶像是 Jefferson Airplane 搖滾樂團中的 Grace Slick，因為她有一種滄桑堅毅的表情。

Julianne的媽媽帶她來住院，前不久的早上她們剛在急診室出現，她媽媽告訴醫生：「假如你現在不讓她住院，我擔心她可能明天就死了！」

Julianne來到藝術治療團體時，兩眼無神，頭髮油膩且凌亂不堪。我歡迎她進入團體。她坐在角落的一張椅子上，離我遠遠的。當我把她介紹給其他成員時，她什麼也沒說，只是盯著地面。那天團體的主題是：畫一幅關於希望的圖。當其他成員開始拿材料創作時，Julianne 坐在那一點都不想畫。我問她：「有什麼不對勁嗎？」

她不耐煩的看著我：「這真遜。」

「我不確定我知道妳在說什麼。」我回應道。

「你不懂啦。」她不屑的說。

「妳不喜歡畫畫嗎？」我說。

「跟那個無關。」

「不然是什麼？」

她看著地板，說：「老兄，如果你對我有任何一點了解的話，你應該知道我一點希望都沒有。」我們之間沉默了一陣子。

我說：「嗯，那妳就畫妳想畫的任何東西。任何都可以，Julianne。」

她瞪著我：「是啊，我才不相信你。」她站起來，拿了一

枝炭筆，在紙上畫了一撇（圖 26）。

　　當團體成員開始分享他們的作品時，Julianne 退縮到一角，並且拒絕和其他人有任何互動。

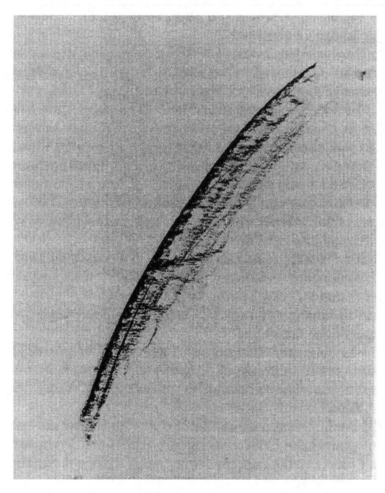

圖 26　Julianne 的一撇

接下來的幾次團體，Julianne的情形也是如此。她完全不想花力氣創作，並且一點也不願意分享。

這天，Julianne的轉捩點發生了。那天團體的主題是「我的生命之書」，我要團體成員想像：有人要為他們的人生寫一本書。我對成員說：「……因為你們最了解自己的人生，所以你要為這本書畫封面，並且想一個書名。」

Julianne的封面是一幅漆黑的風景畫，畫中有一條突然終止的路。在這條路的盡頭，她畫了一個危險的符號。她給的書名是──「死路」。

不直接讓成員分享他們的作品，我要他們想像自己在一家偌大的書店，並且談談吸引他們注意力的書。團體成員很快融入這個角色扮演的遊戲，並且產生了熱烈的討論。Ella對Julianne的書的評論是：「這本書很吸引我。我想這會是一本神祕小說，故事中一定會有許多出人意料的轉折。」

Greg又說：「我想這是一本關於種種難關的書。不過我想最後這些難關一定都會被克服。」

Lauren說：「不，我想這會是悲劇。」

我轉向Julianne，問道：「妳有沒有想過這本書的一些章節名稱？」

Julianne很享受於受到團體的注意，以及成員對她作品的興趣，她說：「我沒有很仔細的想。不過，我想也許章節的名稱可以是交通標誌。比如說有一章可以叫作『施工中』，有一章可以叫作『讓』。」

「嗯，當我看到妳的書名時，我想到如果我在開車，看到

『死路』的標誌時，我會怎麼辦。我知道我必須要換一條路或是走不同方向。」

　　Ella 問道：「Julianne，這本書的結局是什麼？」

　　「我不知道。我不是死掉，就是要換個方向。我知道我不能再這樣走下去。」

　　接下來團體就將注意力轉到另一本書上。這是我們在那個早晨進行的「想像書店」的活動。

　　　　　　　＊　　　　　　＊　　　　　　＊

　　沒有希望，就沒有藝術。Julianne 的故事說明了團體初期的困難。儘管她在團體初期自我孤立，但是從她願意創作的事實看來，她還抱持著希望。我相信只要她願意動筆，從另一個較深的層次看來，就表示她願意投入這個世界。藝術治療師通常與充滿憤怒、叛逆、退縮，或是幻想破滅的青少年接觸。對他們而言，要抱持希望似乎很困難，但是只要他們願意在畫紙上畫下一筆，這就代表著所有的希望還未消失。與他人一同創作即是一種抱持希望的象徵。

以藝術創作作為一種與青少年同在的方式

　　青少年藝術治療團體相當複雜。藝術治療師必須付出絕對的專注，持續的關注自己和成員的作品，並且對在團體創作的所有圖像給予注意。團體領導者不僅必須持續投入自身的藝術創作，同時也必須不斷努力關注青少年及其感受，並且願意真誠地陪伴他們。需要藝術治療的青少年總是帶著生命中的痛苦

和掙扎而來，藝術治療團體的意義，即是幫助他們找到受苦的意義。藝術治療師透過藝術創作以及對病患的一言一行，帶著青少年找到生命旅途上的重心。從許多方面來說，藝術治療師傳達了一個信念：那就是受苦、磨難和不安是重要的，而藝術治療師的職責，就是讓青少年病患經由藝術創作而得到治療。

＊　　　　　＊　　　　　＊

當我第一次遇到 Jeff 時，他剛住進青少年短期日間留院。他是一個憤怒、充滿敵意且目空一切的十六歲青少年。在這之前，他已經參加院外的團體將近一年，並且加入其他兩個治療計畫，但他卻違抗治療團隊的建議，自行退出。Jeff 的紀錄包括：在家中的暴力行為、破壞公物、逃學，他在學校的功課也全都不及格。Jeff 在他打工的餐廳洗碗，因為鬧事，而在幾個星期前被逮捕。事情的原因是：他不滿督導要求他加快洗碗的速度，於是因為鬧事而丟了工作。

精神科團隊在病歷上寫著：Jeff 對於接受個別心理治療相當不配合，治療沒有什麼進展。與 Jeff 的治療師討論後，我知道病歷上寫的還算含蓄。事實上，Jeff 根本就拒絕接受個別心理治療。

當我思考要讓 Jeff 參加藝術治療團體時，我對於其他人曾經嘗試過的失敗治療策略會相當注意。Jeff 之前治療經驗的共同主題，似乎都在於試圖控制或強迫他。我決定要盡力避免與他進入權力抗爭（power struggle）或是面質的狀況。我要幫助他進入他自己和團體中其他人的圖像的象徵世界。Jeff 所進入的團體有五個人：三個女孩、兩個男孩，還有我。

　　Jeff 加入的第一次團體中，所有人圍坐成圓圈作為開場。我問大家：「你們今天感覺如何呢？」

　　Shelby 說：「很酷！」

　　Allen 說：「別問。」

　　Tony 說：「還好。」

　　Kathleen 說：「今早真糟糕。」

　　Sandy 說：「還可以。」

　　Jeff 看著地板。

　　我說：「今天我們有一個新成員——Jeff。在這藝術治療團體裡，我們不需要是畢卡索或是米開朗基羅，或是其他大畫家。你在這兒可以做你想做的事，不過我會要求大家當別人說話時，你要注意聽。我知道在這裡很多的人，過去可能都有很長的時間感覺到自己不被重視，不過在這裡，我們會很看重你的感覺。Jeff，歡迎你來團體。我很高興你跟我們在一起。」Jeff 繼續看著地板，打著呵欠。

　　我接著要求成員選一個顏色，代表他們來團體的感覺，並且將一張三呎見方的牛皮紙塗滿這個顏色。Shelby、Allen、Tony、Kathleen、Sandy 和我立刻蒐集蠟筆，動手開始畫。Jeff 坐在椅子上，不過我從眼角的餘光中瞄到他在四處張望，看其他成員的創作。幾分鐘後，我聽到 Sandy 對 Jeff 說：「看起來你想讓土黃色成為你的顏色。」她咯咯的笑。

　　Jeff 對她說：「我才不用蠟筆畫畫。」

　　Tony 說：「事實上，這不是蠟筆，這是粉彩。」

　　Sandy 說：「來吧，這很好玩。」

　　Jeff 不屑的說：「是喔，真好玩。」

　　這時候，我介入說：「Jeff，我說過，在這裡你要做什麼都可以。你知道嗎，我對表演藝術很感興趣，我聽到你剛才做了一些有趣的藝術評論。」

　　Shelby 笑著說：「Bruce，你總是朝好的方面想。」

　　除了 Jeff，當所有的人都快要畫完時，我要他們將這個顏色看作背景。我說：「現在，你可以想一想，是不是有些東西可以跟這個背景搭配呢？」

　　Allen 問：「你是說一個東西嗎？」

　　「對，任何你想到的東西。看著你的背景一會兒，接著看看是不是有些東西浮現。當你想像出任何東西，就把它們畫在紙上。」

　　在我轉身開始自己的創作之前，我在 Jeff 身邊坐下來。「哇，Jeff，當我看著你空白的土黃色畫面時，我想到不計其數的可能性。」

　　他看著我說：「我一點都看不到。」

　　「一點都沒有？」

　　他把頭別開，搖搖頭，嘀咕了一下。

　　「什麼？」我問。

　　他把頭埋到手中，說：「沒事。」

　　「喔，」我說。「我以為你說『狗屎』。」儘管其他成員在一旁工作，我知道他們都很注意在觀察我們的互動。我繼續說：「我真的聽到你說『狗屎』，Jeff，我希望你在團體中不要用這種言語。你知道我要在這裡建立一個安全的氣氛，我想說

髒話對這一點幫助都沒有。現在，假如你想畫『狗屎』，你可以畫。」

他看著我，說：「你是說我可以畫『狗屎』，但卻不能說。」

「我的意思是說，你在這不可以說髒話。不過假如當你看你的畫紙時，看到的是『狗屎』，那就請你畫下來。」Jeff 似乎對這個想法很感興趣。他站起來，走到角落拿了兩枝不同深淺的咖啡色和幾枝黑色粉彩，接著他畫了一堆糞便。我心中暗自歡呼，我知道當我可以讓一個青少年開始用媒材之後，接著通常就會有好的進展。

大約四十分鐘之後，當團體中的每個人都完成了，並且回到椅子上圍成一圈。我問是否有人想要分享作品。

Shelby 自願分享她畫的深藍色背景的「很酷」的感覺。她在背景上畫了一個巨大的冰山。她說：「在我分享之前，我想先聽一聽其他人對這幅畫的想法。」

Tony 說：「當我想到冰山時，我想到鐵達尼號。我想到當它撞到冰山而沉船的情景。」

Kathleen 補充說：「這讓我聯想到我小時候，我爸跟我講的一個故事。關於一隻住在冰山的北極熊，牠想要畫畫，這樣牠的生命才會有色彩。」

Allen 說：「這看起來挺冷。」

Sandy 說：「這地方看起來不舒服。」

Shelby 聽到別人的這些回饋後，她臉上的表情從微笑轉為嚴肅。「你們說的幾乎都對。」她說。「我在想冰山有一大部

分都在水面之下，無法看見。我想這就是我的感覺。不過，Sandy，妳說的沒錯，那不是一個好地方。」

團體靜默了幾分鐘，反思著Shelby的作品。我說：「Shelby，由於妳很勇敢當第一個，接著妳想聽聽誰的作品呢？」

她環顧周圍，說：「我想聽 Sandy 的作品。」

Sandy 作品的背景是橘色，在畫面的左邊有一個綠色的公園長椅，長椅的上方有一個紫色太陽。她看著自己的圖，「我不知道這代表什麼意義，其實這有點扯。」

「Sandy，」我說。「我注意到妳用的顏色，都是兩種顏色混合成的。」

「什麼？」

「妳知道，橘色介在黃色和紅色之間；綠色介在黃色、藍色之間；紫色是紅、藍兩色組成的。」

Kathleen 說：「……Sandy 也夾在爸媽中間。」Sandy 的爸媽正在鬧離婚。

Sandy 回應：「就是我，總是被夾在中間。」

Jeff 突然沒頭沒腦的說：「最近真是糟透了，不是嗎？」

Sandy 說：「是啊，糟透了。」

Jeff 回應：「聽起來很熟悉。」團體中出現了一陣化不開的沉默。最後，Allen 說：「Sandy，假如妳用紅色、黃色、藍色，甚至如果只是黑色、白色，這張圖會看起來很不一樣。」

「的確是。」Sandy 說，「不過，現在就是這樣。」

過了一陣子，我說：「Sandy，夾在中間不容易吧。我很欽佩妳的力量。」

「謝謝。」她說。

「妳想不想聽一聽誰的作品？」

Sandy 環顧團體，「我們來看看 Allen 的作品吧。」

Allen 的圖畫塗滿黑色，他描繪的是一個被撞爛的「停」的交通號誌。

「Allen，你畫得真好。」我說。「看起來這個標誌是被車子撞爛了。」

「對，被狠狠的撞了一下。我們可不可以換下一個人，我什麼都不想說。」

「當然，Allen。談作品只是次要的，最重要的是你投入創作。你想聽誰的作品？」

他摸摸短短的鬍渣，說：「我們來看看 Kathleen 的作品吧。」

Kathleen 作品的底色是強烈的紅色。在一片紅色的背景中出現兩個黃色的戒指，一個戒指完整無缺，另一個卻斷裂了。當團體看著她的作品時，眼淚悄悄濕潤了她的眼睛，她的鼻子也紅了。我知道要她談作品可能有些困難，所以就問她要不要聽聽別人對她的作品有什麼感覺。她點點頭。

「Shelby，妳看這幅畫時有什麼感覺？」

「我覺得受傷而且生氣。」

「Allen 呢？」

「背叛。」

「Tony？」

「搞砸了。」

「Sandy？」

「震驚？」

我補充說，「失望和心碎。」我說：「Kathleen，妳自己覺得呢？」

「就像你們所說的。」她啜泣著。「我昨晚跟我的男朋友分手了。我簡直不敢相信，我覺得自己很笨、丟臉。」

Shelby：「喔，Kathleen。我知道那是什麼滋味。」

Sandy 說：「我也是。」

「可是我以為我們永遠會在一起。假如我知道會這樣，我就……」Kathleen 又哭了起來。

團體成員靜靜的坐著，等待著她。一兩分鐘後，她說：「我們來看Jeff的作品。」Jeff的身體似乎緊繃起來，但他仍然看著地面。Kathleen 說：「Jeff，我記得我第一次來時的感覺。你的圖似乎把你的感覺說出來了。」他瞥了她一眼。

Tony 說：「我想我們每個人都曾經有過第一次來團體的經驗。」

Jeff 看著自己的圖，說：「你們真的要我說嗎？這真的沒什麼。」

「喔，Jeff。」我說。「我不同意，我想你的圖很重要。它讓我們知道你的感受，這就是來團體的意義。」

他扮了個鬼臉。「你說的都算，這裡你是老大。」

「不，Jeff，我不是。我跟你同一邊，我不是你的敵人。」

團體中有一陣不安的沉默。最後Tony說：「我們能不能繼續？我想要說我的作品。」

我問Jeff：「關於你的作品，你還有什麼想要說的嗎？」他瞪著地板，但什麼也沒說。我說：「你做得很好，歡迎你來到團體。好，Tony，我們來看看你的作品。」

Tony的圖的背景是天藍色。他畫了一個風箏和不相連的線飄浮在空中。「就像我一開始說的，我感覺還好。」

Shelby說：「Tony，怎麼了？」

「我能說什麼呢？我過得很好。他們說我下星期就可以出院了。我的爸媽開始信任我，一切都很好。」

「Tony，」我說。「這是說今天是你最後一次來團體嗎？」

「喔，不是。我想我還會再來一次。」

「很好。」我說。「我們會想要好好的跟你道別。」

Shelby說：「要回家應該感覺很好吧。」

「是啊，不過我會想念這裡的一些事情。」

這時候，Jeff把目光從地板移開，他說：「別開玩笑了。我恨不得趕快離開這裡。」

我回應道：「Jeff，你知道嗎，這讓我想起一個故事。」

　　從前，有一個禪師，他有一個新來的徒弟。

　　第二天，老禪師帶他來到一個很大的紙盒前。老禪師說：「今天，我希望你花一天的時間去沉思：你如何從這個紙盒中脫離？」因此這個徒弟就整天思考離開這個紙盒的辦法。當師父回來時，他問徒弟學到了什麼。小徒弟一五一十的跟他說各種可以離開紙盒的方法。他說：我可以用鋸子鋸出一條路、放火燒掉盒子、拿一個

梯子爬出來，或是其他方法。最後，老禪師對這個小和
尚當頭棒喝，他說：「為了從這個盒子中出來，你必須
先進到裡面去。」

「所以，Jeff，假如你想要盡快出去的話，我建議你盡快先
進去。」

Jeff 沒有回應。

每次團體結束時，我總會問大家從今天的經驗中學到了什
麼。這為成員提供一個認知和情緒上的過渡，使他們能從團體
中的各種圖像及感受中轉移焦點。從這個層次上看來，這為團
體的結束提供了一個儀式（ritual）。

「Shelby，妳今天從團體中學到什麼？」

「我將會想一想關於冰山的事，還有我為何總是將許多東
西只留給自己。」

我回應：「Shelby，我被妳今天的積極參與所感動。這就
是讓別人能多了解的方法，妳做得很好。」

「謝謝。」

「Allen，你呢？你今天帶著什麼離開？」

他拉拉他的鬍子說：「我帶著一個被撞爛的『停止』標示
離開。」

「這條路對你來說並不容易，Allen。」我說。「謝謝你讓
我們與你同行。Tony，你呢？」

Tony 說：「我很好。」

「哇，Tony，我必須讓自己準備好，下星期就要跟你說再

見了。我會想念你。」

「我也會想你，Bruce。」

「妳呢？Kathleen？」

她說：「我還是覺得很糟糕。不過至少我知道我不是唯一這樣覺得的人。」

我說：「有這樣的了解很好，Kathleen。」

「Sandy？」

Sandy 說：「我很好，不過我想問 Jeff 一些事。Jeff，當我在談我的作品時，你說：介於父母之中真是糟透了。我想知道我爸媽的情形是不是也跟你們家的情形一樣？」

Jeff 從地板上抬起頭，「不完全一樣。我老爸很早就離開了。不過我還記得他們分開之前的樣子。」

Sandy 說：「我只是想讓你知道，我聽到了你所說的。假如你想聊聊的話，可以讓我知道。」

「Jeff，」我問。「這是你第一次跟我們在一起，你對團體的印象如何？」

他想了一下。「我不想要待在醫院，但我想這個團體還可以。」

「在醫院的日子並不容易。」我說。「有很多事情要努力。但說真的，想要最快離開的辦法就是要先進來。我們都很歡迎你來。」

Kathleen 說：「Bruce，你今天的收穫是什麼？」

「嗯，我對今天的所有作品感到驚喜。我今天一整天都會想著『冰山』、『風箏』、『戒指』、『停止標誌』、『狗屎』

和『公園的長椅』。能跟你們在一起，我感到非常榮幸。」

　　　　　　*　　　　　　*　　　　　　*

　　之後 Jeff 又參加了幾次團體。當我與他見面時，我總是盡力鼓勵他創作，希望他能從中獲得生命的意義。當我回想起Jeff在藝術治療團體中的情形，我知道他之所以能夠獲得進展，是因為我避免強迫和控制他；我盡力避免與他進入權力抗爭和負面的爭執。透過我對自身創作上的努力、說故事和我的行為，我集中全力，幫助他投入他自身和其他成員作品的象徵世界。從許多方面，我對病患傳達了一種信念：那就是他們所經驗的痛苦、磨難和成功都是重要的。不論是冰山、風箏或是一團糞便，這些作品使 Jeff 和其他成員能夠透過在團體中創作，進行自我治療。

Chapter 13

青少年家族藝術治療

當青少年與家庭分離時，學習獨立自主，並且建立一個健康的自我概念，是他們首要的任務。本書的主旨中，我強調藝術創作對於面臨種種情緒和心理困擾的青少年，在從兒童轉變為成人的艱難歷程中，具有成功的治療效果。然而，如果忽略了家庭對青少年的影響，那將是一種疏失。青少年時期，不僅青少年本身遭遇生理、心理、社交上和精神上的各種複雜挑戰，父母和家庭中的其他成員，也面臨家庭生活的極艱難挑戰。Landgarten（1987）寫道：「……兩代之間不斷的在依賴與獨立的衝突中格鬥。」（p. 179）這種不斷出現的掙扎，往往引發青少年與父母間的矛盾感受，導致雙方對彼此的不明確期待、困惑、衝突和混淆訊息（mixed messages）。

　　對青少年而言，進入任何形式的心理治療，幾乎總是一個將多年來逐漸升高的衝突傾倒而出的歷程。進入藝術治療意味著：青少年在生活重重壓力的包圍下，無法再處理他們的感受和行為。在多數的案例中，藝術治療的開端通常意指：父母、監護人或其他與青少年生活世界相關的權威者，感到無法適切地滿足青少年的需求，因此他們尋求藝術治療師的協助。不論是青少年或是家人，他們通常對於目前的情形帶著很深的罪惡感、挫敗和憤怒，雖然這些感覺大都從未被攤開來說。如同前文中所提：青少年進入藝術治療初期，會在圖像上以象徵方式表達各種抗拒，藝術治療師也必須記得這種抗拒不僅來自於青少年一人。Rinsley（1980）對於住院治療曾表示：「父母必須能面對自身對於孩子住院治療的抗拒，病患才能真正進入治療。」（p. 25）

　　與青少年工作的藝術治療師必須謹記在心：青少年是家庭的一分子，而家庭是非常複雜的社交系統。家庭中具有共同的規則、不同角色的成員，以及公開（overt）和隱微（covert）的各種權力結構。不論正面或負面，青少年受到這些家庭規則、角色和權力關係的影響程度之深，是不言自明的。同樣的道理，我們也可以假設整個家庭系統，都會受到青少年正面和負面的影響。

　　希望投入家族治療工作的藝術治療師，不妨參考下列這些人的文獻：Kwiatkowska（1978）、Landgarten（1987）、Levick和 Herring（1973）、Linesch（1993）、Riley 和 Malchiodi（1994），以及 Wadeson（1976）。

　　我也建議除了閱讀這些人的著作，將家庭想成一個團體也是有幫助的。確切來說，由於這個團體有很長的歷史，將他們視為團體的確有一定程度的困難；不過前兩章中所提及的一些團體藝術治療的原則，也將會對家庭這個團體有所幫助。藝術創作絕對能成為青少年家庭一種安全的溝通語言；投入媒材的過程能幫助家庭成員傳達強烈的衝突感受，並且澄清家人之間的溝通。藝術創作提供家人探索、表達人生存在的終極議題，而且使家庭成員探索他們個人以及與家人的共同象徵。藝術創作的共同經驗，得以促進家人間的關係。藝術創作幫助家庭成員經驗和反省家庭結構，並且在一些案例中，更進一步幫助他們在混亂中建立新的架構。藝術創作賦予成員力量，從中得到修復的經驗，進而使他們願意改變舊的行為模式。共同創作藝術的經驗使家人發現對未來的希望，因而鼓舞了在危機中的家庭。最後，藝術創作使家人發現了一種新的相處方式。由於對大多數家庭而言，藝術創作是一個新的經驗，因此創作將提供家人以一種新的方式相處，而不受過去經驗的影響。

Chapter 14

尾　聲

1998 年初夏，當我將要完成這本《青少年藝術治療》時，我對於青少年的心理健康療育，在美國歷史上所遭遇的困境更能體認。從我的觀點看來，經濟不景氣似乎使保險公司及 H.M.O.[1] 緊縮了對兒童和青少年的服務。保險業的巨變，對醫療照顧的施行產生深遠的影響。過去數十年來，醫療照護在美國已經成為一個引發對立的政治話題。儘管曾經有許多宣示和討論，但實質的進展卻很少。青少年的福祉被簡化為統計資料上的幾元幾分美金；治療情緒困擾的青少年，似乎被視為一種浪費，而這些資源也往往被移作他用。

---

[1] 譯註：參閱第四章譯註 5。

　　我仍然相信藝術治療是對於青少年病患最重要的治療選擇之一。儘管經濟創傷影響了醫療照護產業，藝術治療仍舊是一種相當有效且重要的模式，而藝術治療的需求人口也在不斷成長。過去數年中，我遇過許多藝術治療師在心理照護機構之外與青少年工作，其中包括私人執業、公立學校、社區工作室，以及其他非傳統的工作地點。這些工作不僅是必要的，也因應消費者的需求而產生。

　　現今電子媒體已經被用來以各種花招不斷促銷商品，而非傳達一個動人的故事，或是探索真相；這使我更深信 Nietzsche 所說的：只有藝術家敢於呈現人類的本質。青少年藝術治療師的核心工作，即是以沒有矯飾和偽裝的態度與青少年工作。在我們鼓勵青少年投入創作的同時，我們也在他們的陪同下創作；當我們從病患層層包裹的心靈創傷中，尋找他們的獨特和真實自我時，我們也不可避免的要面對自己的傷痕和隱藏的特質。

　　所有藝術的任務都在於描繪人生的真實面，因此所有的藝術都具有存在（existential）的特質。藝術以及藝術治療的動機，都是想要從事物的表象進入內在。藝術家的責任是表達他對事物的感受。真正說來，假如青少年圖像中所表達的情感是真實的，那麼也許他們在現實生活中到底發生了什麼事情，就變得不重要了。那種在存在狀態下所遭遇的極度痛苦、熱情和初生之犢的強烈情感，就是藝術治療所要探索的精華所在。

　　身為一個畫家，當我感到混亂不安時，我的作品在撫慰我；當我感到安適時，我的作品磨難我。我看著自己的畫與青少年的畫，我往往為他們畫中的誠實和勇敢驚嘆不已。也有些時候，

我驚訝的發現自身疼痛未癒的傷口，又回來凝視著我。身為藝術家和藝術治療師的困難在於：我永遠無法隱藏圖像中所呈現的不安或憂慮，我也永遠無法逃避自身的問題。

　　我知道現在我電腦螢幕上所顯現的這些文字，絕對無法展現我與青少年工作的深度和熱情。我也擔心我之前所說的這些，只將你帶入膚淺的表象。以藝術作為治療的方式與青少年工作，就某種程度而言，是一種對學術探索的反叛。你必須要有與心理創傷的青少年一起創作的經驗，才能夠真正了解這本書。儘管如此，我還是希望我在書中分享的故事和想法，能夠激發你的興趣。我想，假如我能夠有方法且真誠的分享這一切，也許能吸引你進入青少年工作，就像多年前的我被吸引一樣。

　　當我寫這本書時，對於曾經與我工作過的青少年、對於他們的創作，以及對自己本身，我都感到身負重任。不論我坐在電腦前或站在空白的畫布前，我都深深地感覺到這些努力的嚴肅性，這同時也使我深深地感覺到孤獨。空白的畫布，提醒我必須呈現的內在真實；電腦螢幕，使我必須寫下我在工作室中的感受。空白的畫布和電腦螢幕呼喚著我，要我將它們從虛空中解放出來。當我的手指在鍵盤上游移、我的畫筆在畫布上穿梭時，我感覺心靈深處的無比震撼。

　　我認為我與青少年的工作是莊嚴的。當每個憤怒受傷的孩子將創痛呈現在畫中時，他將發現人生旅途中所需要的養分和勇氣。治療並不是幫助青少年去除他們生命中的磨難；治療的目的在於幫助他們沉浸於創作性的流動之中。我想我對藝術創作的力量和好處的信念是具有感染力的。我不需要告訴青少年

這個信念，他們可以從我揮汗創作的情形中，嗅到端倪。青少年病患不需要擔心我會在這段旅程的途中拋棄他們，他們知道我會陪著他們，歡迎他們來到工作室。他們也知道我們會一同創作。

「跟我來！」我告訴他們。「讓我們把過去的創傷賦予色彩，將生命賦予勇氣和力量。這會是人生旅途上所需要的。」

期待這本書能將青少年藝術治療的複雜性做全面的探討，是一種奢侈的幻想；但我知道幻想是創造力的一種表現。既然如此，我要說我所呈現的這本書，涵蓋了青少年藝術治療的主要議題。我由衷希望這本書，能成為藝術治療領域中具有重要性的書，也希望新進入這個領域的學生，能從本書中獲益。我盼望我在書中不斷強調的創作過程，能成為本書的力量所在，也希望讀完本書的人，能對與青少年和他們的圖像工作產生正面的感受。我想像讀者將書本擱置一旁，說：「藝術治療對受苦的青少年而言，真是一種有效的治療模式！」假如這個幻想真的發生了，我就達成創作本書的目的了。

本書中我既未有系統地提供讀者有關象徵詮釋的種種理論，對於運用藝術於診斷之中亦未提供可靠的統計資料。我無法也不會去書寫我自身所不相信的事情。然而，絕對有些人會將此視為本書的缺失。就讓它順其自然吧。我知道我在本書中對於以藝術作為治療的宗旨能夠幫助受傷的孩子，所以我將藝術治療中系統性的詮釋分析以及診斷運用，留給專業中的其他同僚去書寫。對於追求圖像詮釋分析以及用藝術來作診斷，並非我所感興趣的。

　　我們在這本書中的旅行將近尾聲。我們走過的道路充滿了圖像、受傷的心靈、象徵和神祕經驗。我希望你享受這趟旅程，我也祈禱你感受到我與青少年工作時所感受到的深度熱情和喜悅。能成為藝術治療師是一種恩賜，我熱愛我所做的。

　　在本書的最後，我要分享一個簡單的故事。不久之前，我和我太太Cathy去看了一場電影《心靈捕手》（*Good Will Hunting*）。我們穿過賓州西北邊的山脈回家，在這一小時車程中，我們分享了對電影的想法。這個故事勾起了幾年前我與一個男孩的關係之回憶。當我談到這段往事時，眼淚在我的眼眶打轉。我好一陣子都沒有想起他了，我也想要知道他過得好不好。這個男孩 Bobby 就像電影中所刻畫的天才。因為這部電影，我與他的關係的某部分又浮出表面：我想那是愛。

　　傍晚，我拿出我的吉他，為 Bobby 寫了一首歌。

Bobby 不說話

當我遇見 Bobby 時

他一眼都不願意看我

他雙手插在口袋

靠在牆邊

醫生說

他們什麼都不知道

我猜他們把他交給我

是最後的希望了

他十七歲
卻仍然還在讀七年級
他是國中唯一一個
真正需要每天刮鬍子的孩子
他畫了一幅自畫像
畫中無端出現了一支掃把
然後他把那幅畫塞到另一個桌子
就像在說：告訴我我又搞砸了

　　然而 Bobby 不說話，他什麼都沒說
　　他一定知道他就算說了也沒用
　　他將叔叔對他做的事深鎖內心
　　我想一定沒人注意到，因為他從不哭

沒人給他太多機會
他們想他無藥可救
他幾乎是個大人
卻還相信聖誕老人
但是儘管他不說話
你應該看他的畫
在這兩年中，我的 Bobby
他證明給他們看，他全畫出來了

　　我永遠不會忘記我們的最後一次見面

他的眼中泛著淚水，臉頰上都是眼淚

他開口說

他說「我愛你，Bruce」，一點都不害羞

當我遇見 Bobby 時

他一眼都不願意看我

他雙手插在口袋

靠在牆邊

　我不知道現在 Bobby 在哪裡，我不知道這些我所工作過的青少年他們在哪裡。我想也許有些孩子在離開治療後，再也沒有畫過任何一幅圖。但我也希望，也許在世界的某個角落，Bobby 或是他的朋友正在一幅畫前工作。我相信青少年投注於創作上的那段時間，將會使他們活得更好。

B.L.M.，1998 年 8 月

Alexander, F. & French, T. (1946). *Psychoanalytic therapy: Principles and applications.* New York: Ronald Press.

Allen, P. (1992). Artist in residence: An alternative to "clinification" for art therapists. *Art Therapy: Journal of the American Art Therapy Association, 9,* 22-28.

Allen, P. (1995). *Art is a way of knowing.* Boston: Shambhala.

Ansbacher, H.L. (1956). *The individual psychology of Alfred Adler.* New York: Basic Books.

Arnheim, R. (1967). *Toward a psychology of art.* Berkeley, CA: University of California Press.

Ault, R. (1986). *Art therapy: The healing vision.* (Video tape) Topeka, KS: Menninger Foundation.

Beres, Block, Copeland, Newell, and TroKylaowski. (1996). *Sister Hazel - Somewhere More Familiar.* CD. Crooked Chimney Music Inc. New York: Universal Records, Inc.

Berne, E. (1964). *Games people play.* New York: Grove.

Berry, P. (1982). *Echo's subtle body: Contributions to an archetypal psychology.* Dallas: Spring Publications.

Champernowne, H. (1971). Art and therapy: An uneasy partnership. *American Journal of Art Therapy. 10,* 142.

Chapin, M. (1993). The art therapist as exhibiting artist. *Art Therapy: Journal of the American Art Therapy Association, 10,* 141-147.

Clark, D. & Davidson, L. *Catch Us If You Can.* Epic Records.

Cohen, B., Hammer, J., & Singer, S. (1988). The diagnostic drawing series: A systematic approach to art therapy evaluation and research. *The Arts in Psychotherapy,15,* 11-21.

Cohen, B., Mills, A., and Kijak, A. (1994). An introdution to the DDS: A standardized tool for diagnostic and clinical use. *Art Therapy: The Journal of the American Art Therapy Association. 11,* 105-110.

Cohn, R. (1984). Resolving issues of separation through art. *The Arts in Psychotherapy, 11,* 29-35.

Corbin, H. (1979). Avicenna and the visionary recital. Dallas: Spring Publications.

Dracknik, C. (1994). The tongue as a graphic symbol of sexual abuse. *American Journal of Art Therapy. 11,* 58-61.

Duritz, A. (1993). Anna Begins. *August and Everything After.* CD. Los Angeles: EMI Blackwood Music Inc. / Jones Falls Music / Knucklevision Music / Puppet Head Songs / Siren Says Music BMI.

Elkind, D. (1967). Egocentrism in adolescents. *Child Development, 38,* pp. 1025 -

1034.

Erikson, E. (1963). *Childhood and society.* (2nd Edition). New York: Norton.

Feder, E. & Feder, B. (1981). *The expressive arts therapies.* New York: Prentice-Hall.

Feen-Calligan, H., & Sands-Goldstein, M. (1996). A picture of our beginnings: The artwork of art therapy pioneers. *American Journal of Art Therapy. 35,* 43-53.

Feldman, S. & Elliott, G. (1993). *At the threshold: The developing adolescent.* Cambridge, MA: Harvard University Press.

Frankl, V. (1955). *The doctor and the soul.* New York: Alfred A. Knopf.

Frankl, V. (1959). *Man's search for meaning.* New York: Washington Square Press.

Franklin, M. & Politsky, R. (1992). The problem of interpretation: Implications and strategies for the field of art therapy. *The Arts in Psychotherapy, 19,* 163-175.

Franklin, M. (1992). Art therapy and self esteem. Art Therapy: *The Journal of the American Art Therapy Association. 9,* 78-84.

Freud, A. (1958). Adolescence. *Psychoanalytic study of the child. 13:* 255-278.

Gannt, L. (1987, October). *Symbolic expression. Making tangible the intangible.* Keynote address presented at the Buckeye Art Therapy Association Annual Symposium, Columbus, OH.

Gussow, A. (1971). *A sense of place.* San Francisco: Friends of the Earth.

Haeseler, M. (1989). Should art therapists create artwork alongside their clients? *The American Journal of Art Therapy, 27,* 70-79.

Henley, D. (1986). Approaching artistic sublimation in low-functioning individuals. *Art Therapy: The Journal of the American Art Therapy Association 3,* 67-73.

Henley, D. (1987). Art assessment with the handicapped: Clinical, aesthetic, and ethical considerations. *Art Therapy: The Journal of the American Art Therapy Association, 4.* 65.

Henley, D. (1997). Expressive arts therapy as alternative education: Devising a therapeutic curriculum. *Art Therapy: The Journal of the American Art Therapy Association. 14,* 15-22.

Hillman, J. (1975). *Re-visioning psychology.* New York: Harper and Row.

Hillman, J. (1988). *Archetypal psychology, a brief account.* Dallas: Spring Publications.

Hillman, J. (1989). *A blue fire.* New York: Harper & Row.

Huestis, R. & Ryland, C. (1990). Outcome after partial-hospital treatment of severely disturbed adolescents. *International Journal of Partial Hospitalization,* Vol. 6 (2).

Jones, D. (1983). An art therapist's personal record. *Art Therapy: The Journal of the American Art Therapy Association,* 1, 22-25.

Jourard, S. (1968). *Disclosing man to himself.* New York: Litton Educ.

Jung, C.G. (1958). *Psyche and symbol.* New York: Doubleday.

Jung, C.G. (1964). *Man and his symbols.* New York: Doubleday.

Kapitan, L. (1996). In Moon, B. (1996). Preface to *Art and soul: Reflections on an artistic psychology.* Springfield, IL.: Charles C Thomas.

Kielo, J. (1991). Art therapist's countertransference and post-session therapy imagery. *Art Therapy: The Journal of the American Art Therapy Association, 8* (2), 14-19.

Kopp, S. (1976). *Guru.* New York: Bantam Books.

Kwiatkowska, H.Y. (1978). *Family art therapy and evaluation through art.* Springfield,

IL.: Charles C Thomas.

Kramer, E. (1958). *Art therapy in a children's community*. Springfield, IL.: Charles C Thomas.

Kramer, E. (1971). *Art as therapy with children*. New York: Schocken.

Kramer, E. (1979). *Childhood and art therapy*. New York: Schocken.

Lachman-Chapin, M. (1983). The artist as clinician: An interactive technique in art therapy. *American Journal of Art Therapy, 23,* 13-25.

Lachman-Chapin, M. (1987). A self psychology approach to art therapy. In J. A. Rubin (Ed.), *Approaches to art therapy* (pp.75-91). New York: Brunner Mazel.

Landgarten, H. (1987). *Family art psychotherapy*. New York: Brunner Mazel.

Levick, M. (1983). *They could not talk and so they drew: Children's styles of coping and thinking*. Springfield, IL: Charles C. Thomas.

Levick, M. & Herring, J. (1973). Family dynamics as seen through art therapy. *Art Psychotherapy, I* (1), 45-54.

Levine, E. (1995). *Tending the fire*. Toronto: Palmerston Press.

Levine, S. (1992) *Poiesis*. Toronto: Palmerston Press

Linesch, D. (ed.) (1993). *Art therapy with families in crisis: Overcoming resistance through non verbal expression*. New York: Brunner Mazel.

Linesch, D. (1988). *Adolescent art therapy*. New York: Brunner Mazel.

Lopez-Pedraza, R. (1977). *Hermes and his children*. Dallas, Spring Publications.

Lowenfeld, V. & Brittain, W. (1970). *Creative and mental growth*. (5th ed.). New York: Macmillan.

Lusebrink, V. (1990). *Imagery and visual expression in therapy*. New York: Plenum Press.

May, R. (1975). *The courage to create*. Toronto: McLeod.

McConeghey, H. (1986). Archetypal art therapy is cross-cultural art therapy. *Journal of the American Art Therapy Association. 3,* 111-114.

McMahon, J. (1989). An interview with Edith Kramer. *American Journal of Art Therapy, 27,* 107-114.

McNiff, S. (1982). Working with everything we have. *American Journal of Art Therapy, 21,* 122-123.

McNiff, S. (1988, October). *The problem of interpretation in the arts therapies*. Keynote address presented at the Buckeye Art Therapy Association Annual Symposium, Columbus, OH.

McNiff, S. (1988). *Fundamentals of art therapy*. Springfield, IL: Charles C Thomas.

McNiff, S. (1989). *Depth psychology of art*. Springfield, IL: Charles C Thomas.

McNiff, S. (1993b). *Art as medicine*. Boston: Shambhala.

McNiff, S. (1995). Keeping the studio. *Art Therapy: The Journal of the American Art Therapy Association. 12,* 182.

Mills, A. & Cohen, B.M. (1993). Facilitating the identification of multiple personality disorder through art: The diagnostic drawing series. In E.S. Kluft (Ed.), *Expressive and functional therapies in the treatment of multiple personality disorder.* Springfield, IL.: Charles C Thomas.

Moon, B. (1996). *Art and soul: Reflections on an artistic psychology*. Springfield, IL.: Charles C Thomas.

Moon, B. (1995). *Existential art therapy: The canvas mirror* (2nd. ed.). Springfield, IL: Charles C Thomas.

Moon, C. (1994). Mystery: The guiding image. *Art Therapy: The Journal of the American Art Therapy Association, 11* (1), 18-22.

Moore, T. (1992). *Care of the soul.* New York: Harper Collins.

Moustakas, C. (Ed.). (1956). *The self: Explporations in personal growth.* New York: Harper.

Moustakas, C. (1995a). *Existential-psychotherapy and the interpretation of dreams.* New York: Jason Aronson.

Moustakas, C. (1995b). *Being-in, being-for, being with.* New York: Jason Aronson.

Peck, S. (1978). *The road less traveled.* New York: Simon and Schuster.

Pfeiffer, J. & Jones, J. (1981). *A handbook of structured expereinces for human relations training.* La Jolla, CA: University Associates.

Richter, J. P. (1973). *Horn of Oberon.* (M. Hale, Trans.). Detroit: Wayne State University Press.

Riley, S. (1994). *Integrative approaches to family art therapy.* Chicago: Magnolia Street Publishers.

Rinsley, D. (1980). *Treatment of the severely disturbed adolescent.* New York: Jason Aronson Inc.

Robbins, A. (1982). Integrating the art therapist identity. *The Arts in Psychotherapy, 9,* 1-9.

Robbins, A. (1988). A psychoaesthetic perspective on creative arts therapy and training. *The Arts in Psychotherapy, 15,* 95-100.

Robbins, A., Cooper, B. (1993). Resistance in art therapy: A multi-modal approach to treatment. *Art Therapy: Journal of the American Art Therapy Association, 10.* 208-219.

Rosenburg, H., Ault, R., Free, K., Gilbert, J., Joseph, C., Landgarten, H., & McNiff, S. (1983). Visual dialogues: The artist as art therapist, the art therapist as artist. *Proceedings of the 1982 Annual AATA Conference. Art Therapy: Still Growing.* (pp. 124-125). Baltimore, MD: AATA.

Sandburg, L., Silver, R., & Vistrup, K. (1984). The stimulus drawing technique with adult psychiatric patients, stroke patients, and in adolescent art therapy. *Art Therapy: Journal of the American Art Therapy Association. 1,* 137-140.

Simon, L. (1986). *Cognition and affect: A developmental psychology of the individual.* Buffalo, NY: Prometheus Books.

Simon, P. (1983). *Cars are cars. Hearts and Bones.* (LP). New York: Warner Brothers Records Inc.

Spaniol, S. (1989). *Art Therapy: The Journal of the American Art Therapy Association, 6,* (3).

Ulman, E., & Levy, B. (1984). Art therapists as diagnosticians. *The American of Art Therapy, 23,* 53-55.

Unger, E. (1995). One thousand penises: Working with adolescents. *The American of Art Therapy, 12,* 132.

Wadeson, H., Landgarten, H., McNiff, S., Free, K., & Levy, B. (1977). The identity of the art therapist: Professional self-concept and public image. *Proceedings of the*

1976 Annual AATA Conference: Creativity and the Art Therapists Identity (pp. 38 - 42). Baltimore, MD: AATA.

Wadeson, H. (1980). *Art psychotherapy.* New York: Wiley & Sons.

Wadeson, H. (1987). Pursuit of the image. *The Arts in Psychotherapy, 14,* 177-182.

Wadeson, H. (1976). The fluid family in multifamily art therapy. *American Journal of Art Therapy, 13* (4), 115-118

Watkins, M. (1980, Oct.). *Six approaches to art therapy.* Paper presented to the annual meeting of the New England Association of Art Therapists, Cambridge, MA.

Wolf, R. (1990). Visceral learning: The integration of aesthetic and creative process in education and psychotherapy. *Art Therapy: The Journal of the American Art Therapy Association, 7* (2), 60-69.

Yalom, I. (1980). *Existential psychotherapy.* New York: Basic Books.

Yalom, I. (1985), *The theory and practice of group psychotherapy.* New York: Basic Books.

國家圖書館出版品預行編目資料

青少年藝術治療 / Bruce L. Moon 著；許家綾譯.
-- 初版. -- 臺北市：心理，2006（民 95）
面；　公分. --（心理治療系列；22074）
譯自：The dynamics of art as therapy with
adolescents
ISBN　978-957-702-957-7（平裝）

1. 藝術療法　2. 青少年－心理方面

418.986　　　　　　　　　　　　　95019477

心理治療系列 22074

青少年藝術治療

作　　者：Bruce L. Moon
審 閱 者：呂素貞
譯　　者：許家綾
執行編輯：林汝穎
總 編 輯：林敬堯
發 行 人：洪有義
出 版 者：心理出版社股份有限公司
地　　址：231 新北市新店區光明街 288 號 7 樓
電　　話：(02) 29150566
傳　　真：(02) 29152928
郵撥帳號：19293172　心理出版社股份有限公司
網　　址：http://www.psy.com.tw
電子信箱：psychoco@ms15.hinet.net
駐美代表：Lisa Wu（lisawu99@optonline.net）
排 版 者：臻圓打字印刷有限公司
印 刷 者：翔盛彩色印刷有限公司
初版一刷：2006 年 10 月
初版四刷：2017 年 8 月
I S B N：978-957-702-957-7
定　　價：新台幣 350 元